U0195964

类风湿关节炎的外科手术治疗

Surgical Treatment of Rheumatoid Arthritis
Die operative Behandlung der chronischen Polyarthritis

王慰年 **编著**

WANG WEINIAN

上海科学技术文献出版社

图书在版编目（CIP）数据

类风湿关节炎的外科手术治疗 / 王慰年编著 . —上海：上海
科学技术文献出版社，2013.1
ISBN 978-7-5439-5394-9

Ⅰ.① 类… Ⅱ.①王… Ⅲ.①类风湿性关节炎—外科手术 Ⅳ.
① R593.220.5

中国版本图书馆 CIP 数据核字（2012）076294 号

责任编辑：周永立　张　军
美术编辑：徐　利

类风湿关节炎的外科手术治疗
王慰年　编著
出版发行：上海科学技术文献出版社
地　　址：上海市长乐路 746 号
邮政编码：200040
经　　销：全国新华书店
印　　刷：常熟市人民印刷厂
开　　本：787×1092　1/16
印　　张：9.5
字　　数：231 000
版　　次：2013 年 1 月第 1 版　2013 年 1 月第 1 次印刷
书　　号：ISBN 978-7-5439-5394-9
定　　价：58.00 元
http://www.sstlp.com

作者简介

王慰年，1958年毕业于上海第一医学院（今复旦大学上海医学院）医疗系，后任上海第一医学院教学医院——上海第一人民医院普通外科、胸腔外科与骨科主治医师。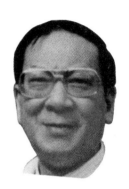

1979年赴德国留学，获德国图宾根大学（Universität Tübingen）医学博士学位，德国风湿外科、矫形外科医师执照。1980年在巴登-巴登（Baden‐Baden）矫形外科、风湿外科、手外科专科医院工作，1985年在巴-符州首府斯图加特（Stuttgart）市矫形外科、风湿外科、手外科专科医院任主治医师，后任德国萨林纳矫形外科医院副院长，风湿外科主任。1990年起在巴-符州曼海姆（Mannheim）市，1998年后在斯派尔（Speyer）市从事矫形外科、风湿外科临床工作。

在国内从医近20年，在德国从医逾30年。曾在英语与德语矫形外科专科杂志发表关于人工关节置换、类风湿关节炎手术治疗等实践与研究论文，并有相关专著。在国内曾于1963年主持翻译出版《外科体液问题》（上海科学技术出版社）一书；2004年出版《人工膝关节》（复旦大学出版社）一书。

前　言

　　风湿外科为外科学中骨外科的分支之一,历史已逾百年,主要治疗对象为类风湿关节炎,英美称之"Rheumatoid Arthritis",德语区则多用"慢性多关节炎"(Chronische Polyarthritis)一词。风湿外科的手术方法对某些系统疾病,如胶原病及银屑病性关节炎等伴运动器官病变的手术治疗亦有参考价值。

　　类风湿关节炎在欧美的发病率各家报告悬殊很大,有的高达7.5%(芬兰),偶也有低至0.1%(Hammer)者,本书作者取大量报告分析综合后的发病率在0.3%～4%。

　　在我国,该病的发病率按冯传汉在《人工关节外科学》(1998)提及的初步调查结果为0.3%,属发病率较低的国家。2010年底我国人口为13.4亿,按0.3%计,共有402万患者。类风湿关节炎患者需手术者,按文献报道占20%～30%(Schmidt,Miehlke)。我国作为世界第一人口大国,需手术者取其平均数在百万左右,可见我国骨外科、风湿外科同人肩负着不轻的任务。

　　本书总结了作者数十年积累的临床经验,参考了欧美相关专著以及新近发表的相关文献。如果本书的出版对外科界同道和相关研究、教学人员能提供一些有益的参考资料,达到抛砖引玉的目的则甚幸矣! 也不枉自己30余年前为报效祖国而出国学习,希望为我国医学事业的发展添一块薄砖、加一片薄瓦的初衷,这是我撰写本书的动力之一。此外还有一种动力,就是对一群医学工作者的感念情怀。其中有我相识,也有我知悉但不相识的老前辈、老师长,也有我朋辈的同事、同学。他们有这样或那样跌宕起伏的人生阅历,他们的能力有大小,成就有高低,但不论处于顺境或逆境,他们不悲观、不气馁、不自满,始终孜孜不倦、刻苦钻研,为医学事业的进步,不言放弃,不懈努力。他们为患者的健康福祉,不顾个人得失,勇于承担风险,救死扶伤;还有他们那种勇于审视自己,勇于解剖自己,坦然反思的心态和境界,这些都是我永远学习的楷模,本书也正是为了对他们表示诚挚敬意而作! 这两种动力都让我不敢停笔。

　　感谢上海科学技术文献出版社领导的支持和印刷厂同人的辛勤劳动,特别要感谢周永立编辑和责任编辑张军博士,他们的热忱帮助和辛勤努力,使此书的出版成为可能。

　　全书手稿由女儿奕、女婿文霖在德国Limburgerhof输入计算机。为了赶时间、及早交稿,他们利用一切业余时间,还经常连续开夜车。疲劳、苦劳和功劳都有了。

　　作者才疏学浅、经验有限,书中谬误、疏漏和不妥之处,恳望读者不吝指正。

王慰年

于德国斯派尔(Speyer)

Dr. med. Wang, Weinian

2012年4月

目　录

I. 总　　论

I.1 风湿病与类风湿关节炎的概念与分类

　　早在公元前 460 年希波克拉底(Hippocrates)已有风湿病——类风湿关节炎相关临床征象的描述,但风湿病乃一综合病群,它可能包括至少 60 种以上不同疾病。各国有诸多不同的分类方法,如英国卫生部(1924)分为急性风湿病、纤维病、关节炎(类风湿关节炎、骨关节炎)等组别。德国抗风湿协会(1939)则分为急性关节炎、慢性关节病及其他骨、软组织疾患等组别。瑞士抗风湿病委员会(1952)分为炎症性风湿病、退行性变性风湿病、软组织风湿病等。世界卫生组织(1974)的分类包括的疾病则更广,炎症病变有类风湿关节炎,银屑病关节炎,斯蒂尔(Still)病,赖特尔(Reiter)病;退行性病(变性关节病);非关节病变(肌腱滑膜炎等);特发性炎症病变(播散性红斑狼疮、皮肌炎等)及与下述原发病(硬皮病、痛风等)相关的病患。

　　根据国际疾病分类(ICD),德国加以修正,作出 ICD - 10 风湿病诊断分类(1996),并附编号,兹略述如下:

关节病(M00 - 25),

感染性关节病(M00 - 03),

炎症性多关节病(M05 - 14):类风湿关节炎(M05.8, M06.0),

银屑病性关节炎(M07.0),溃疡性结肠炎-关节炎(M07.5),斯蒂尔病(M 08.2),痛风(M .10)

关节变性病(M15 - 19)

系统结缔组织病(M30 - 36):系统(全身性)红斑狼疮(M.32),

硬皮病(M34),皮肌炎(M33.0 - 33.1)

脊柱病(M40 - 54):强直性脊柱炎(M45)

软组织疾患(M70 - 79)

骨、软骨疾患(M 80 - 94)等

其他肌肉、骨骼与结缔组织疾患(M95 - 99)等。

　　而狭义风湿病,主要为类风湿关节炎,本书(中文版)一律使用"类风湿关节炎",而不用"慢性多发性关节炎"一词,以避免国内读者不必要的混淆。

　　本病特点为进行性关节炎症、破坏性病变,它是常见的非感染性关节疾病,在外科手术治疗的风湿病中除关节退行性病(骨关节炎)外居首位,是本书描述的主要内容。其他风湿病或胶原病等相关的关节病变的外科手术治疗,按病变破坏、畸形的特点,可参考对类风湿关节炎的治疗方案。

I.2 类风湿关节炎与风湿病的发病率

两者首先要区别开来,正如美国类风湿疾病协会按严格指标将类风湿关节炎与其他关节炎等(当然还有其他广义风湿病——本书作者注)区别开来,这样统计数字方有实际意义。广义风湿病的发病率世界范围约占人口 30%,德国成年居民广义风湿病发病率不低于 50%。

不同种族、社会阶层、不同气候环境的居民中均有类风湿关节炎患者。各国、各作者报道的类风湿关节炎的发病率悬殊,如英国 2.4%～4.7%,德国 0.5%～3.5%(Miehlke),芬兰高达 7.5%,日本 0.82%。中国初步调查估计在 0.3%左右(冯传汉,1998)。除种族、社会阶层、不同气候等因素外,较高的统计数字有可能把广义风湿病,如胶原病,银屑病性关节炎、强直性脊柱炎等归入有关。归纳各家报告类风湿关节炎,发病率较为折中的数字(不是平均数)为 0.1%～4%。45 岁以下,男女之比为 1∶3,60 岁以后则男、女相似。从各家统计数字中可见类风湿关节炎为关节炎症疾病中最常见者(Heittenkofer),如美国 1 200 万关节炎患者中类风湿关节炎逾 30%。

类风湿关节炎的严重致残率达 15%～30%,患者能全日工作者只有 1/3;需治疗处理,包括住院手术的超过 1/2,需手术者约占 20%～30%。常见的发病年龄在 25～50 岁,严重病变高峰在 35～45 岁,而幼年型类风湿关节炎则更为年青,均是学习上进、工作谋生之年,疾病对社会、对患者的生活、职业及精神的负面影响甚大,在此也凸现了治疗的迫切性与重要性。

I.3 类风湿关节炎的病因、发病机制与病理

[病因]

该病的病因尚未阐明。对免疫、基因等有大量研究,许多研究发现机体对不明的抗原发生的免疫反应失控,即所谓"自身免疫"可能与发病有关。病程不明显或先前有较长时间感染的疾患可能与疾病的发生有意义。但细菌等感染作为直接病因已被排除。

近来人们认为对某些病毒、细菌抗原或人体内起抗原作用的物质,如胶原所致免疫反应紊乱对类风湿关节炎的发生有一定关系,这种免疫反应失控乃由基因预设编码所决定。类风湿关节炎患者约70％体内有 HLA - DR4。巨噬细胞吞噬不明的异体抗原、自体抗原或自身老化的抗原,致 T 细胞中出现抗原。这是由于细胞毒性 T-细胞的功能缺陷致抗原廓清不全而造成抗原,如胶原Ⅱ或蛋白聚糖等残存而积聚于关节内致抗原刺激持续存在。免疫球蛋白的产生是在滑膜与滑膜炎中 T-抑制细胞缺陷使 B 细胞分化为浆细胞增多,局部产生免疫球蛋白(IgG,IgM)等风湿因子,它们可结合入免疫复合物。还因为巨噬细胞被激活后释出的白细胞介素 1 增加,它可再激活 B 细胞与浆细胞。由于 T-抑制细胞的减少与功能阻抑以及 T-辅助细胞量增加,使免疫球蛋白产生的浆细胞内的 B 细胞分化增剧,从而使自体抗体(如风湿因子)增加。由于形成风湿因子或各种抗免疫球蛋白(IgM、IgG、IgA、IgE),通过自身连结形成免疫复合物,它沉积于血管,激活补体系统,导致血管炎。

局部产生的免疫球蛋白(IgG 抗球蛋白)被自身连接后的吞噬细胞所吸纳,由于吞噬细胞的刺激,释出诸如淋巴活素、白细胞介素等细胞分裂素与其他炎症介质,它们释放氧根与胶原蛋白酶,其病理意义在于会导致软骨破坏和对骨质的侵蚀。

近年发现具活性的成纤维细胞是类风湿关节炎导致组织破坏的重要成因(Pap 等),此外前列腺素的被激活亦与关节炎症反应有关。但免疫等因素作为肯定的病因,还缺乏足够的证据,比如健康人中约 30％有 HLA - DR 4 的存在,但基因对病变的严重性及病变发展过程则肯定起决定作用。也有人认为不同基因的结合可能与类风湿关节炎的起因及其病程的严重性有关。

[病理]

类风湿关节炎的病理组织学变化特点,首先是进行性破坏性滑膜炎,然后出现软骨、骨质等病变。最初的损害乃从滑膜的血管炎开始,病变具类似肿瘤样侵袭性。电子显微镜可见滑膜炎症毛细血管损害,纤维素渗出,炎症细胞游走,滑膜间皮细胞层呈绒毛状增生,伴淋巴-浆细胞浸润,并在浆细胞内形成滑膜内风湿因子。近年人们发现附着于软骨表面的成纤

维细胞可致软骨破坏,通过酶的直接作用,以及释出介质,如白细胞介素可使软骨表面降解,同时基质深部的软骨细胞的代谢亦受到抑制。软骨表面的细胞血管组织-肉芽组织,不断形成血管翳,肉芽肿的中心可发生坏死。病变常首先侵袭所谓"裸区",即关节软骨边缘与关节囊、滑膜止点之间无软骨覆盖的松质骨。从软骨边缘向软骨作钳状包抄侵袭,病变从深浅两个方向破坏软骨,然后破坏区域再向骨质进展。关节附近有骨质疏松,长期使用皮质类固醇者更为明显,最后关节可伴纤维性变化。关节破坏,加上软组织挛缩等变化可出现各种畸形。脊柱可出现自发性骨折致楔形或鱼嘴样变化。

　　类风湿关节炎特征为多关节病变,还可罹及关节外滑囊、肌腱、腱鞘、肌肉(肌炎,肌萎缩)、神经(损害,变性等)及各浆膜层,并可损害各内脏,诸如肺、心包、肾、眼、以及皮肤等。

I.4 类风湿关节炎的临床特点与其他诊断措施

4.1 临床特点

类风湿关节炎为全身结缔组织炎症,主要病变在关节,但可累及软组织及各脏器。常伴有全身症状,如疲劳、食欲减退、低热、出汗等。就炎症的典型征象:红、肿、热、痛、功能障碍而言,类风湿关节炎一般不红,或仅为轻度;肌肉覆盖较多的关节,如肩、髋关节等;虽可有其他征象,如疼痛、功能障碍等,但肿胀不明显。常有静止痛、夜间痛,活动后有时反而痛减,晨僵可持续数小时之久,它与关节退行性病变(骨关节炎)的起步痛与短时间(仅持续数分钟)关节僵硬有所区别。临床征象与关节内及关节周其他疾患所致征象要加以区别。一般而论所有关节均可罹及。对各关节的侵犯模式具有特征性(图I-1)。

起病常始于手指掌指与指间关节及足跖趾关节,呈对称性,较少始于膝、踝等大关节。病情发展一般较缓慢,只有 20% 患者在几天内急性起病,出现显著多关节滑膜炎。约1/3患者由一个关节、几个大关节或从颈椎起病,致诊断困难。高龄起病的患者则常见于大关节,如肩、膝、踝关节。病变由炎症发展至关节破坏、畸形、脱位。除畸形外还可出现关节不稳,病变后期部分病例可出现关节纤维性甚至骨性强直(后者少)。

病程在 10 年以上的患者,几乎均有腕关节与手指掌指关节与指间关节病变。与银屑病关节病变不同,很少侵犯手指/

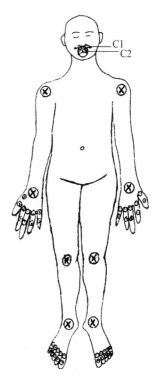

⊙—一般典型起病罹犯关节

⊗—高龄患者起病罹犯关节

图 I-1 类风湿关节炎对各关节的侵犯模式

足趾末节关节。大关节中80%患者罹及膝、踝关节,其次为肩、肘关节。约1/3病例病变侵犯髋关节,可出现髋外翻、屈曲挛缩。20%病例病变侵犯颞颌关节。膝关节常出现膝外翻及屈曲挛缩(图Ⅰ-2、3),亦可出现膝内翻,但较少。

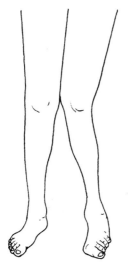

图Ⅰ-2 49岁女性类风湿关节炎
患者,左膝显著外翻畸形,
左足可见拇外翻等畸形

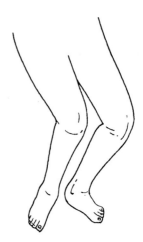

图Ⅰ-3 中年女性类风湿膝关节炎患
者,见膝关节严重屈曲挛缩
(Kind Permission of G. König)

由于关节及软组织炎症、破坏、韧带松弛,以及伸/屈肌及韧带之间的平衡紊乱可出现多种畸形,如手部近端指间关节梭形肿胀(图Ⅰ-4),纽孔畸形(图Ⅰ-5),鹅颈畸形(图Ⅰ-6),掌指关节尺倾(图Ⅰ-7)及(彩图2),拇指Z形鞋匠拇(90°/90°畸形)(图Ⅰ-8)。尺骨小头征(图Ⅰ-9),示尺骨小头向背侧凸起。腕关节可出现刺刀样畸形(Bajonett),腕关节远端向掌侧半脱位。前足向腓(外)侧倾,足拇外翻、扇形足(三角形足)、槌状趾、爪形趾(图Ⅰ-10、11)等。

约半数患者病变罹及颈椎,它有重要的临床意义。临床表现为颈痛,可放射至肩、臂,炎症罹犯寰/枢椎关节,半脱位可致脊髓压迫,出现手足疼痛、无力、麻木、乃至瘫痪,严重者威胁生命。其他部位的脊椎关节则较少罹及。

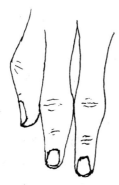

图Ⅰ-4 示、中指近端指
间关节梭形肿胀

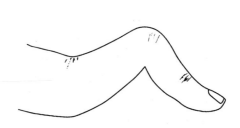

图Ⅰ-5 长指纽孔畸形

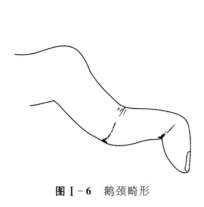

图 I - 6　鹅颈畸形

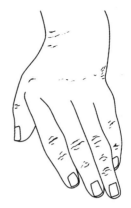

图 I - 7　掌指关节尺倾,
腕关节桡倾

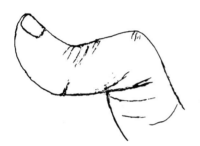

图 I - 8　拇指 Z 形(90°/90°)畸形

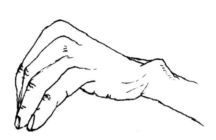

图 I - 9　尺骨小头征(小头凸起)

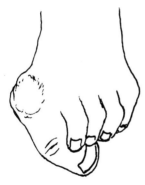

图 I - 10　扇形足(踇外翻、小趾
内翻、槌状趾)

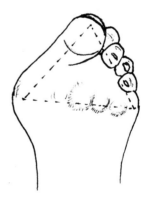

图 I - 11　扇形足

　　关节外其他软组织病变:肌腱滑膜炎可出现腱鞘狭窄-"弹响指"。炎症破坏可致肌腱断裂。黏液囊炎症,如鹰嘴处滑囊炎,腘窝处囊肿(Baker)。15%患者有风湿结节,多发生于病程长而严重及血清学检验阳性者,常见于前臂近肘部伸侧、跟腱与手指近端指间关节处。肌腱滑膜炎在腕管、跖管处可压迫神经出现腕管、跖管综合征。

　　全身各器官、内脏病变:

　　心脏:心肌炎、瓣膜炎、心脏扩大、心包炎(心包积液),多见于幼年型类风湿关节炎,成年患者较少见。

肺:间质性肺纤维化;所谓卡氏(Caplan)综合征乃指硅沉着病(矽肺)、肺尘埃沉着病(尘肺)合并类风湿关节炎,可伴血清学阳性,肺部出现圆形病灶。

肝:反应性肝炎、脂肪肝等。

脾及淋巴结肿大:见于幼年型类风湿关节炎及费尔蒂综合征(Felty-Syndrome)。

肾:淀粉样变性致肾功能损害。

胃、肠淀粉样变性、胃溃疡、肠出血。

甲状腺:自体免疫性甲状腺炎。

血液系统:贫血、血小板与白细胞增多。

神经:血管炎所致多发性神经病及中枢神经功能损害。

眼:干燥性角膜炎、结膜炎、巩膜炎、巩膜外层炎、巩膜软化穿孔等。

皮肤:上/下肢皮肤萎缩、下肢溃疡、皮下出血,因血管炎致指肚小坏死点。

4.2　X线影像

至今仍为类风湿关节炎的基本常规诊断措施,可见邻近关节骨稀疏,骨软骨交界处侵蚀、关节狭窄乃至全关节骨性破坏。对软组织、韧带、关节囊的侵犯更加重半脱位、脱位及畸形的发展,部分患者最终发展至纤维性,乃至骨性僵直(成人类风湿关节炎少见)。

病变的X线影像分级可参考拉森法(LDE: Larsen, Dale, Eck)或斯氏法(Steinbrocker):

(1) 拉森法(LDE)

0级:无病征,关节轮廓清晰,无软组织与骨质疏松等病征。

Ⅰ级:软组织肿胀,关节周骨质疏松,关节间隙或有轻微狭窄(宜与对侧关节比较,临床有轻度症状)。

Ⅱ级:负重关节有轻度侵蚀,关节间隙轻度狭窄(有明显临床症状)。

Ⅲ级:骨软骨交界处有侵蚀(中等程度破坏),有囊肿样变化,关节狭窄加重。

Ⅳ级:关节明显侵蚀破坏,间隙显著狭窄,负重关节出现畸形。

Ⅴ级:关节残毁性破坏,严重畸形、脱位、半脱位,关节活动显著受限制。

(2) 斯氏法(Steinbrocker 等)

Ⅰ级:至多有关节周骨质疏松。

Ⅱ级:有关节周骨质疏松,轻度软骨与骨破坏。

Ⅲ级:骨质疏松,软骨、骨破坏,关节半脱位。

Ⅳ级:显著关节破坏、畸形;关节脱位、不稳;纤维性或骨性僵直。

拉森分级被较广采用。

4.3　计算机体层摄影(CT)

可提供较高分辨质量的骨、关节图像,且排除影像重叠。对结构复杂的关节,如肩、髋、脊柱等的显影优于X线片。对风湿外科而言,对骨、关节病变的判断、人工关节置换的手术计划,假体选择及准确置放等均有帮助。对枢椎齿凸破坏、不稳及脑基底部神经压迫等可作三维观察、判断。但对软组织及积液等则以磁共振成像及超声波较佳。对早期病变敏感度不及放射性核素扫描(Szintigraphie),但对已有骨关节结构变化者,对病变过程的持续随访观察,则 CT 较佳,费用较磁共振成像低廉。

4.4　磁共振成像(MRI)

骨关节与软组织可同时得到充分显示,分辨能力佳,敏感性高,尤其对软组织如滑膜、软骨、肌腱等显示较 CT 佳。对肩旋肌袖的诊断有其长处。尤其加造影剂,如钆(Gd)后,更可显示滑膜炎的活动性。能及早发现骨侵袭,可显示软骨厚度及缺损。对枢椎齿凸处血管翳、骨质破坏、脊髓压迫等显影亦略优于 CT。还可藉功能性 MRI 对脊柱不稳、脊髓压迫等的诊断更有裨益。

较新问世的螺旋计算机断层扫描(SP - CT),藉持续环转摄像系统与检查台的推进,出现螺旋状数据版面,在任选平面出现双维图像,还可藉立体扫描获三维图像。有检查时间较短,无放射负荷,分辨能力较强等优点,对小关节的诊断可能更有优势。

4.5　超声波检查

其特点为简便、无伤扰,且病程可由手术者自行直接观察、随访。一般而言关节积液或囊肿无回声影像(如腘窝囊肿),而关节内滑膜炎或肌腱滑膜炎示弱回声影像,但若液体内有纤维素等则亦示弱回声影像。增生滑膜可致关节隐窝点滴状扩大,关节间隙被炎症组织充溢。骨皮质层示强回声影像,骨软骨侵蚀破坏时回声影像出现断裂。类风湿关节炎破坏、缺损在骨皮质面下方,为所谓"负缺损",变性骨关节炎缺损在骨皮质面上方,为所谓"正缺损"。

在超声波检查时要注意超声波探头的方向;不能仅取单一切面,而需取不同平面,并适当活动肢体。液体与血管翳的区别在于前者影像会随活动而移位,后者则否。要注意排除伪缺损影像的双折特性。若为真性缺损,两个平面均有表层中断,而且在缺损的基部有反射,而伪缺损影像则只有骨性表层中断,无底部反射,且在取正射声波角时"缺损"征消失。

超声波检查者应具备正常人体解剖及各种风湿病的病理特征知识,而且要密切联系患者的病史、临床特征及检验结果等,超声波图像方有准确诊断的意义。如破坏性关节病变非胶原病的特征;类风湿关节炎与银屑病关节炎虽均有双侧关节对称性罹犯特点,以手为例,银屑病为指纵列各关节(掌指关节、近/远端指间关节)罹犯,所谓"指(趾)列炎";而类风湿关节炎则为横向多关节,如各指间关节,尤其是各掌指关节罹犯;类风湿关节炎以炎症破坏为主,而银屑病性关节炎则破坏与增生共存(这种特征亦可见于 X 线影像)。

此外,还要注意选用适当的仪器,如手指各关节宜选用高频超声波(10~13 MHz)。彩色编码双重超声波可示血管翳与关节囊中的血管。新生血管增多表明关节高活动性炎症、滑膜增生。炎症所致高度血管化与肌肉血管化的鉴别可藉助分辨率高的高端超声波仪或使用信号增强器。

4.6　其他诊断措施

对类风湿关节炎的诊断,尤其是早期诊断,以及对各种风湿病的鉴别诊断有裨益,但类风湿关节炎处于考虑手术阶段,则上述 X 线、CT 等 4 种诊断措施最为重要。

4.6.1　放射性核素扫描

主要使用放射性核素锝磷酸盐化合物(^{99m}Tc-Phophat)静脉注射,它迅速进入骨骼后,以检波器测定放射性 γ 线,并放大成图(测定区可与中性骨区-如骶骨作比较)。全身骨关节炎症、变性、破坏等病变,均可出现非特异性结构变化,血管化增加的侵袭图,但只出现点(团)状阴影,不能分辨变化的细节,对基本疾患的判断尚需其他诊断措施。

4.6.2　热象描记

红外线温差图可显示或排除骨关节炎症,病侧可与健侧或其他中性区比较。温差图亦适用于炎症过程的追踪观察。

4.6.3　组织活检

对系统风湿病诊断有裨益,如硬皮病可作皮肤、皮下、肌肉筋膜活检;红斑狼疮可作皮肤免疫组织学检查;肾活检,特别是免疫组织学检测所获肾病变的归类,对治疗与预后有重要意义。

4.6.4　毛细血管显微镜检查

甲床沟显微镜检查可观察小血管变化,借顶射显微镜可将最细的血管放大 10～100 倍,有助于胶原病(如硬皮病、红斑狼疮、皮肌炎等的诊断)。

4.6.5　关节镜检查

近年关节镜临床应用进展迅猛,有经验的医师,可迅速直接检视关节。多用于膝、肩、肘,乃至较小关节,并可作活检或滑膜分析,有助于对病因、病变范围与炎症活动性的判断。小口径关节镜操作简易,并发症较少,是对类风湿关节炎及其他单关节病变诊断的另一选择。但它毕竟是伤扰性手段,原则上对关节内有治疗必要时才宜采用,单独作为诊断措施意义不大。

4.7　化验参考指标

红细胞沉降率增高,C 反应性蛋白增高提示关节炎症的活动性。病程在 1 年以上者,风湿因子 60%～80%阳性,但有 20%患者阴性。抗环瓜氨酸肽抗体(Anti-CCP-Antibody)则对风湿因子阴性类风湿关节炎患者的诊断;对与其他关节炎症,如胶原病或银屑病关节炎等的鉴别诊断;对类风湿关节炎的早期诊断;以及对预后的推测均有重要意义,其第二代则效果更佳。对类风湿关节炎有较高的特征性反应,其敏感性、重要性也超过以前的许多方法,如抗核因子等。病程长的患者多有多克隆免疫球蛋白增高。类风湿关节炎的抗 ds DNA 抗体阴性(红斑狼疮,阳性)。补体(C3、C4、CH50)值急性发作期升高(红斑狼疮,低)。

I.5 治疗概述

5.1　手术治疗

5.1.1　手术治疗方法发展史

（1）滑膜切除术:起初多用于治疗关节结核病。约自 1894 年始用于类风湿关节炎（Müller）。20 世纪 60 年代许多作者为将其应用于类风湿关节,以防止炎症的进一步破坏作了许多努力。多中心、较长时间的研究,认为对较早期炎症病例,手术确有良性作用,甚至被视为局部的基础治疗（Miehlke）。除传统切开关节外,尤其对较大的关节,如膝、肩,可经伤扰较小的关节镜手术进行滑膜切除。后者有限制的还可用于肘、踝、腕等关节。此外还有传统切开与关节镜结合的手术方法。

(2) 关节切除、关节切除成形术:关节切除术在 16 世纪即有描述(Paré),先后用于肘、膝、髋等关节,但未能普遍得到好效果。1911 年出现的跖骨头切除(Hoffmann),以后发展为各种跖/趾关节切除成形术,还有肘部切除桡骨小头,腕部切除尺骨小头等,它们不属全关节切除,这些手术有指征时仍常被选用。由于不少关节切除术后出现僵直、运动限制,遂于切除关节后插入各种材料。其种类之多,可谓五花八门,诸如肌肉、阔筋膜、脂肪、皮肤、骨膜,干冻硬脑膜,甚至猪膀胱、脱钙骨、橡皮、火棉胶(Kollodium),赛璐珞(Zelluloid),各种金属(镁、锌、锡、钴铬钼合金-〈Vitallium〉)等,但达到的效果不持久。现今临床上常使用的还是自体组织,如肌腱、关节囊、阔筋膜等。一度曾用同种异体关节移植替代因破坏而切除的关节,但存在不能保持关节活动度等问题。关节切除-插入物-成形术,现今在上肢肩、肘、腕及手掌指关节等仍有其使用指征;下肢除跖趾关节切除后必要时可插入关节囊外,主要负重关节(髋、膝、踝)则不再有使用指征。

(3) 人工关节置换:负重关节作切除或插入物成形术后,有不耐压、不耐磨及活动度差等缺点,从而促使负重关节比其他关节较早出现人工关节置换。1939 年出现的钴-铬杯髋成形术(Smith-Peterson)可视为髋人工关节雏形,但亦不理想。20 世纪 60 年代开始人工关节有长足进步,材料方面有金属对金属(因异物反应可致金属沉着病而发生溶骨-松动)、陶瓷、塑料、特别是高分子低压聚乙烯与金属低摩擦匹配原则。固定方法可用骨胶或不用骨胶,如髋臼假体以螺纹转入骨质固定,或压-适固定,或部分使用骨胶(hybrid)等。1961 年类风湿关节炎人工髋关节置换为一重要突破(Charnley)。结构上除轴链限制、半限制型外,还有许多非轴链非限制或部分限制型等。计算机导航、计算机辅助手术对切骨、假体选择与置放,尤其对髋、膝等人工关节置换有显著优点。微创计算机导航人工关节置换(如髋关节等),也有新的进展。近年来人工关节置换在减痛、关节活动度、存活率等都有许多可喜的进步。值得一提的还有硅树脂(斯旺森)弹性人工关节(持距物),它在手指掌指关节、腕关节等至今仍在国际上常被选用。

(4) 关节融合固定术:早期曾用于治疗类风湿关节炎,如曾有患者膝关节固定术后恢复负重,丢弃行走辅助器的好结果(1878)。对肘、腕关节病变固定后达到减痛,对髋、膝、踝关节固定后有恢复负重功能,但由于类风湿关节炎的多关节病变特点,如髋、膝等关节固定后,对手术关节本身、同侧或对侧其他关节可能带来负面影响。加上人工关节的进步,患者常不愿接受关节融合固定术。但某些关节在特定条件下,对全身多关节残障患者,关节固定术对止痛、改善肢体功能,还不失为较佳选择,例如手指近端与末端指间关节、拇掌指关节;踇跖趾关节、腕关节、距舟、跟骰、跟距关节或肩关节等,如适应证选择合理,常有较佳结果。尤其是对寰/枢椎不稳、脊髓受压,经脊髓减压,上颈椎融合固定,是一有用,乃至挽救生命的重要手术措施。

金属内固定技术的进步,为固定术提供重要条件。但类风湿关节炎因骨质疏松,有时不得不较长时间加用石膏等外固定。(颈、胸、腰椎矫形融合术参见Ⅱ.8.1.4;8.2)

5.1.2　手术目标与手术分类

(1) 类风湿关节炎的治疗,近年来有许多可喜的进步,但遗憾的是,不论药物等保守治疗,以及各种手术治疗均不具根治性。手术目标在于保守治疗无效时用于消除疼痛,改善相关运动器的功能;避免病残或减低病残的程度,对提高患者的生活质量还是有肯定、正面和积极的效果。

(2)手术分类：

1)根据手术所涉的病理解剖范围分为关节手术或关节外手术两类。关节包括组成关节的软骨与骨骼及关节囊；关节外如肌腱、腱鞘、肌肉、神经等，当然多数手术可能涉及上述多种结构。

2)根据治疗目标与性质可分下列数类：

(A)治疗兼预防作用类：

最主要是关节与肌腱的滑膜切除术。炎症病变滑膜是本病的物质基础。在上节《手术治疗方法发展史》中提及滑膜切除为局部的"基础治疗"。类风湿炎症关节中出现风湿因子-免疫球蛋白M(IgM)，它与老化的γ-G免疫球蛋白(IgG)形成复合物，此复合物如同异物，会吸附白细胞与巨噬细胞，藉吞噬作用释出酶导致对组织的损害。病变滑膜组织还类似渗出性淋巴瘤，对炎症反应起支撑作用。关节软骨再生能力差，即使较轻的损害，也可造成不可逆后果，故及早、彻底清除有侵蚀、破坏作用的病变滑膜有可能阻抑炎症病变及其恶化造成关节的破坏，所谓"预防"的意义即在于此。及早切除肌腱病变滑膜，就更具直接预防作用，它可避免自发性肌腱断裂。腕管部屈肌腱滑膜切除还有预防正中神经受压而出现的所谓"腕管综合征"。切除压迫周围重要结构的风湿结节亦有同样意义。

切除病变滑膜后6~12周会出现再生滑膜组织，它虽有不同程度炎症征象，却有较正常的功能。

当然全身类风湿关节炎持续进展时，局部病变有复发可能，清除术不彻底亦与其有关。对某些关节即使早期进行了滑膜切除，但对整个疾病而言，滑膜切除的良性影响，或"预防"作用非常有限，如过分强调就难免言过其实了。

对晚期滑膜切除，一方面，只要局部存在活动性、破坏性滑膜炎；另一方面该关节结构与功能尚有遗存，则仍有其价值。晚期滑膜切除虽不能阻抑关节破坏的进展，但有可能使炎症病变转化为症状较轻的变性病变。对继发性变性病变，滑膜切除还有关节松解的作用。所有关节重建术，包括人工关节置换，应附加滑膜清除。它既有暴露术野的需要，更重要的还有防止尚无显著病变的组织结构受侵。幼年患者骨阻滞术亦应附加滑膜切除，以阻止其对骨生长的不良影响。越年轻的患者则越要考虑晚期滑膜切除，以延后人工关节置换。

(B)关节重建术：

(a)关节切除与关节切除-插入物-成形术：上肢非负重关节应用较多，如肩、肘、腕、示指至小指的掌指关节。关节切除后形成新关节面，骨端修小、并使其光滑，挛缩的关节囊得以相对宽松，从而增大关节活动范围。肘、腕关节还可切除病变而不相协调的关节部分，如桡骨小头(肘)，尺骨小头(腕)。拇鞍状(腕掌)关节亦可作关节切除插入物成形术。下肢一般仅限于跖趾关节。与人工关节置换比较其优点是长期效果相对稳定，至少中期效果可与人工关节媲美，乃至成为人工关节的竞争者。但术后处理比人工关节烦琐。

(b)人工关节置换：是以异质材料制成类似人体的关节，替代因病变破坏而切除的关节。髋、膝人工关节置换已积累大量经验，成为较成熟的手术。两者为人工关节中使用最多，最重要的组成部分，其中膝关节人工关节置换治疗类风湿关节炎已明显超过髋关节。上肢与足、踝部人工关节置换只占人工关节置换中的少数。值得一提的是年轻类风湿关节炎患者被迫提前作膝、髋人工关节置换,尽量先采用切骨量较少的关节表层置换,虽然它的并发症较高,但失败后尚可作全人工关节替换。

(c) 切骨术:邻近关节处的切骨矫形,作用在于纠正畸形,改善关节内负荷的分配;其他机制方面还有对静脉回流、交感神经反射起良性作用等,从而减轻疼痛,改善负重功能。切骨术对骨关节炎(变性关节)使用较广。类风湿关节炎因炎症病变的继续存在,单纯切骨难以奏效,故多与其他手术,如滑膜切除联合应用。此外儿童髋关节炎有髋臼覆盖股骨头不全者,有时要考虑切骨矫形。

(d) 关节融合固定术:严重关节破坏,以及对活动功能要求较低的关节,如腕骨间、跗骨间关节;手指近/远端指间关节;必要时还可包括踝关节、肩关节(参见《手术治疗方法发展史》)。

上述各种手术在手术治疗各论中尚有较具体描述。

5.1.3 指征与禁忌证

(1) 指征又有绝对指征与相对指征之分

1) 绝对指征

(A) 颈椎(寰/枢)病变致不稳、移位,并伴脊髓压迫、神经刺激、损害征象者。

(B) 肌腱断裂,或存在断裂威胁征象者,最常见如尺侧伸腕肌、伸拇长肌、伸指总肌、屈拇长肌腱等。

(C) 神经受压或有受压威胁者,如腕管中正中神经,肘部尺神经,偶尔还有桡神经深支与跗管中的胫后神经。

(D) 有压迫周围结构征象致功能紊乱的风湿结节。

(E) 严重病变畸形,致患者对基本生活不能自理者,如严重髋内翻等。

(F) 关节附近,如肱骨头、髋臼顶、鹰嘴等较大囊肿致骨折或有骨折危险者。

(G) 颞颌关节僵硬致张口障碍影响进食者(由颌面外科处理)。

2) 相对指征

(A) 持续性关节滑膜炎,肌腱滑膜炎,滑囊炎所致肿胀、疼痛、功能障碍。前已提到早期滑膜切除术作为"局部基础治疗"的重要性。所谓"早期"的理论标准是关节软骨、骨、韧带基本未受病变侵蚀,病变还局限于关节的滑膜层。临床的指标为保守治疗 3 个月(或 3～6 个月)无效者,它包括基础治疗药物、对症治疗药物、物理治疗及医疗体育等。激素(皮质类固醇治疗,一时性消炎、止痛效果较佳,但要注意持续用药可能延误及早滑膜切除术的时机。

X 线检查指标为拉森(LDE)分级的Ⅰ—Ⅱ级或斯氏分级的Ⅰ—Ⅱ级。有人参照美国风湿病协会(ARA, American Rheumatism Association)类风湿关节炎的 11 项诊断指标,认为超过 6 项指标,尤其是血清学检查阳性,并有风湿结节者,有滑膜切除指征,少于 6 项指标者则无手术指征。早期滑膜切除效果明显的关节有膝关节、手掌指关节、近端指间关节等。上踝关节、肘关节、腕关节、髋关节、肩关节等手术技术难度较大,但效果亦佳。

(B) 关节畸形、僵直造成功能障碍等困扰,但严重性亚于上述绝对指征者。滑膜切除以外的其他手术,如对关节严重破坏、脱位、僵直伴疼痛、功能障碍者,考虑关节切除、关节切除-插入物关节成形术或人工关节置换;畸形的切骨矫正等参考Ⅰ-5.1.1与Ⅰ-5.1.2手术治疗方法发展史、手术目标与种类,以及各论中相关关节的处理。

选择手术时还要考虑患者的年龄与职业因素,后者如工作时取坐位或立位,以及工作中手部负荷特点等。手术指征、手术可能达到的目的、可能出现的并发症等负面问题,以及术后处理中患者不可或缺的积极合作等,均要详细告知患者,由患者自己作出是否手术的最后决定。患者的理解与决心也并非易事。如类风湿关节炎患者有手术指征者约20%～30%,但拒绝大手术者达60%,拒绝小手术者达30%(Allander)。

但近年随着手术的进步与经验的积累,患者接受手术的趋势有显著增加。

(2) 禁忌证

由于现代医学的进步,如麻醉、输血技术、抗休克、抗凝血药物、各种抗生素的应用等有效减少了手术并发症,从而安全手术的可能性显著提高。

相对禁忌证如下:

1) 淀粉样变,但无肝、肾等内脏严重损伤者。

2) 长期使用皮质类固醇激素,术后感染、血肿、伤口愈合不良等并发症发生率增加。长期用药致肾上腺皮质功能不全,手术前、中、后要补充皮质类固醇激素。

3) 肾上腺皮质功能亢进,库欣(Cushing)综合征。

炎症发作并非手术禁忌,手术亦不会诱发急性发作,最多稍延后手术即可。

5.1.4　手术计划,手术前、中、后的处理

(1) 手术前计划:对有指征的手术,下列的手术次序排列可供参考:

首先是前述绝对手术指征所提及的脊髓压迫、神经压迫(正中神经、尺神经)、肌腱断裂(尤其屈肌腱)等优先。效果显著、得益大(止痛,功能改善显著)的手术(如跖趾关节切除成形术、尺骨小头切除术等)优先。上/下肢,下肢优于上肢,因站立行走功能丧失比上肢功能障碍对生活、工作影响大,而上肢各关节代偿能力较大。如先行上肢手术,术后仅短暂间隔即施下肢手术,因术后使用助行器,可能使手部术后状态恶化。下肢髋/膝关节一般先作髋人工关节置换,矫正旋转等畸形与活动障碍,消除髋向膝的放射痛。但膝外翻的矫正应在髋内收挛缩之前,因膝外翻易导致人工髋关节脱位。下肢轴位矫正应先于后足。腕关节手术先于手指手术,因腕关节为手功能的关键。肘关节病变畸形影响手功能的发挥,矫正手术比肩关节重要,因后者在肩胛骨与胸廓之间有一定代偿活动。足部胼胝、小溃疡慢性反复感染灶,应在大手术,如人工关节置换之前,先予手术摒除。

由于麻醉、手术技术、输血等的进步,如患者一般条件许可,多关节手术在1次麻醉下完成有实现的可能,如髋与膝或双膝人工关节置换1次手术完成。有人总结63 000例双膝1期与2期人工关节置换,外科并发症分别为2.4%和3.5%,两者并无明显差异(Ritter、Bullock);但也有人比较1期与2期人工膝置换,后者间隔3～12个月,1期外科并发症与内科并发症均比2期高(Wohlrab、Sondry)。

本书作者认为1期手术毕竟手术负荷,出血量均比2期大,手术组织安排要求更严密,故指征(如是否患者一般情况佳、畸形病障特别严重等)要严格掌握,并限于手术经验较丰富的医疗中心为妥。我们较常用的1期双侧手术组合为一侧膝人工关节置换与对侧前足跖趾关节切除成形术,由两个手术组同时进行。因前足手术负荷并不大,并发症不增加,而康复时间却显著缩短。

计算机导航、计算机机器人辅助作髋、膝等人工关节置换,在计算机虚拟屏幕上,按植入

假体与患者局部解剖关系,可在三维空间作出相应的切骨计划。可有轴向、角度、旋转、倾斜度等各项指标(参数)。切骨矫形及其变化可在三维空间同步显示,可在术前(或术中)作出较准确的计划。

(2) 手术前准备

1) 一般准备:全身各重要脏器的全面检查(内科)不可或缺。

术前长期使用皮质类固醇激素,肾上腺皮质功能被阻抑患者,术前应给予氢化可的松 100 mg,手术日 200 mg,术后第 1 天 100 mg,第 2 天 50 mg,第 3 天开始恢复如术前的维持量。另一种用法是手术当天上午给予泼尼松(Prednisone)栓剂 10 mg,麻醉前静脉注射氢化可的松 100 mg(相当于泼尼松 25 mg),3 小时后静脉注射氢化可的松 50 毫克,术后第 1 天口服甲泼尼龙(Methylprednisolone),相当于泼尼松 10 mg,3 次/日;第 2 天 8 mg,2 次/日;第 3 天 8 mg,1 次/日,以后维持术前的持续药量。

有人不主张常规抗生素预防性用药,但常规使用的术者不在少数。术前使用的药物,包括基础治疗药物,尽可能继续使用。对可能导致伤口愈合障碍的免疫抑制剂(如 MTX),是否常规停药,意见不一,有人术前 1 个月起暂时停药,术后再继续用药。

对较大手术,如髋、膝人工关节置换或替换时的输血问题,输血不应视为人工关节置换的常规,血红蛋白在 80～100 g/L 时不必输血,如无严重心、血管、肺等疾病,术中血压、脉搏及心电图 ST 段无异常,而血容量正常,尤其是年轻人,甚至血红蛋白虽仅 40～50 g/L,仍可耐受手术,不必输血。对需输血者,虽类风湿关节炎患者身体存在炎症病变,常有贫血、凝血机制缺陷等瑕疵,但患者血液依然优于异体血,属于首选。因异体血存在感染(肝炎、艾滋病、疟疾等)、溶血性过敏反应、免疫抑制、抗体、血型匹配等诸多问题。

2) 自体血的准备:自体血的利用有下列几种可能:

(A) 自体储血备用:术前在门诊收集患者的血液 1～2 次,还可以采用去血浆法取得自体血血浆,或用机械性血浆与红细胞分离循环(PES)。较大量的自体血采集比较小量的采集更能刺激红细胞生成,当然这还应按可能的需血量而定。

(B) 血液稀释:按患者血细胞比容,麻醉时抽血若干次,同时给患者补充以血浆,每次 500 ml 作为储血保存,必要时在手术日或术后早期再输入,这样既节约储血量,而且对血液流体力学以及血液特性有良性作用。

(C) 引流血再输入:术中、术后由术野引流出体外的血液经抗凝与特殊机械过滤处理后再输入,引流血大约 60% 可加以使用。

一种自体血检测装置(Autovac-system),可检测引流血的质量及自体输血的安全性。

3) 局部准备:除前已提及的术前去除感染小病灶外,术前 1 天彻底洗浴,术前数小时手术局部消毒剂处理后消毒包扎。

(3) 手术后处理:术毕以弹性绷带适当加压包扎,肢体适当抬高(手/足),肢体应放置于正确位置,避免因减痛或"舒适"置髋、膝于屈曲位(如腘窝下方垫枕)。术创抽吸引流 24～48 小时。如无禁忌可常规给予止痛剂。减痛尚可减少术后水肿,为较早开始活动提供条件。下肢大手术(如膝人工关节置换)后,必要时硬膜外由保留导管中注入麻醉止痛剂或以 PCA -泵静脉注入止痛剂。

如因肌腱缝合、关节融合术后以石膏固定,则固定以外的关节仍宜及早活动。肌肉锻炼可由肌肉等长,作收缩松弛交替活动开始,逐渐增加医疗体操锻炼,包括必要时使用器械,如膝关节术后可用持续被动活动支架(CPM)。

下肢静脉血栓的预防,对下肢手术需卧床患者非常重要。因一旦血栓脱落可致肺栓塞严重致命并发症。预防措施有,腓肠肌舒缩锻炼;术后由足至腹沟部穿弹性袜;抗凝药方面有低分子量肝素(NMH),如 Clexane,每日 40 mg 皮下注射;现亦有口服抗凝剂 Xarelto 用于髋、膝人工关节置换后,于术后 6～10 小时启用,1 片/日即可,到能起床负重为止。术后血肿必要时予以穿刺抽吸以减痛及避免感染。

5.1.5　麻醉

理想的麻醉应能达到手术时无痛,少伤扰,无(或少)风险与不良反应。类风湿关节炎患者的麻醉,有若干要点值得重视。由于类风湿关节炎可能罹及全身各重要脏器,如心脏(心包积液,心肌与心内膜损害,继发性传导阻滞,心瓣膜病变);肺(胸腔积液、呼吸功能限制影响通气);贫血(约 5%),多伴红细胞造血障碍;网状组织系统及凝血机制障碍;药物,如非类固醇类消炎药致胃肠溃疡、出血;基础治疗药物等致肝、肾、骨髓、消化道损害;长期应用皮质类固醇致肾上腺皮质功能衰竭、高血压、糖尿病、库欣综合征(可致面罩呼吸与插管困难);血管脆性增加致静脉穿刺困难;此外类风湿关节炎的蛋白异质血症,此等蛋白可与麻醉药物结合造成药物在体内积聚,麻醉作用延长或减弱,此外还有输血等问题[参见Ⅰ-5.1.4(2)]均为麻醉时应注意的问题。

(1) 全身麻醉:上呼吸道需插管以保证其畅通。而插管需张口,头部后仰,而患者若有颈椎炎症致活动障碍,幼年类风湿关节炎患者还可有下颌关节僵直、小颌畸形、齿列与声门距离增加等,均可能造成张口与插管困难,更为严重的是如有寰-枢椎、枢椎与其下颈椎或枕寰枢间不稳、半脱位,头部后仰插管时可能压迫脊髓,甚至枢椎齿凸凹入枕大孔致脑干受压与脊髓血循环障碍。普通患者插管困难约 0.04%,而类风湿关节炎则高达 5%,故术前常规颈椎正侧位片,必要时不可省略颈椎前屈/后伸功能侧位片与磁共振(功能)影像。麻醉时宜选用不抑制生命反应的药物(如 Ketalar, Ketanest)。

纤维光学导管插管:传统的插管虽可经鼻腔(有大量出血可能),压舌器具的改进,乃至切除两侧下颌关节端与预防性气管切开等,但均非理想的解决方法。近年的新发展是纤维光学导管插管技术(Fibrooptics),能较好地保证呼吸通畅,大大减少颈椎、齿、喉损伤,下颌关节脱位等并发症,为全身麻醉时保证上呼吸道通畅提供较佳条件。可在镇静剂(如Midazolam, Ketamin)辅助下局麻或全麻下进行(有人用插管喉罩),局麻的优点是能维持自主呼吸,保持反射能力,故无吸入或其他威胁生命的并发症。

在喉罩与面罩麻醉下出现手术或麻醉并发症需迅速插管维持气道通畅时,对类风湿关节炎患者纤维光学导管插管是挽救生命的重要措施。使用纤维光学导管插管,术后需特殊监护,避免发生吸入、气道阻塞以及呼吸功能不全等问题。有时会出现睡眠呼吸暂停综合征,则更加重呼吸障碍。注意要在足够清醒条件下,患者能自动呼吸、喉反射正常时才能拔管。

(2) 硬膜外麻醉:适于下肢较大手术,为较成熟而且较为安全的方法。如保留导管,术后数日内可注入适当量麻醉止痛药,对术后止痛效果甚佳。

(3) 区域阻滞麻醉与局部静脉麻醉:

1)区域阻滞麻醉:上肢可选经腋窝进路,比锁骨上进路作臂丛麻醉简单有效,以及斜角肌间阻滞。如仍有疼痛,可再阻滞三角肌下缘的皮支。下肢可作坐骨神经阻滞,辅加股外侧皮神经阻滞。

2) 止血带下局部静脉麻醉:可用于上/下肢中远端手术。一般在大腿或上臂上方以血压计止血带加压至收缩压以上 20～50 mmHg。为避免止血带压迫致疼痛、不适,可在静脉注射局麻药后,在该止血带下方再加绑一止血带,加压后除去其上方的止血带。若手术尚未结束,止痛效果已趋不理想,必要时需加短暂全麻。术毕缝合伤口前需结扎或电凝术野小血管,以免松解止血带后术野大量出血,但松解止血带后宜再作 1 次止血。手术结束尤其手术比预期提早结束,注意分次(间隔 1 至数分钟)松解止血带,以免余留局麻药迅速进入体循环造成不良反应。

(4) 麻醉方式的选择:要综合患者一般状况和病变严重程度、手术部位与范围,手术时间长短,可能的出血量,患者的愿望等。

如上、下肢的中、远端与中、小手术尽量选臂丛、坐骨神经阻滞或局部静脉麻醉;下肢较大手术,如髋、膝、踝关节,包括人工关节置换,及一般情况较差及高危患者,可选硬膜外麻醉。对脊柱与近躯干的肩、髋手术,人工关节置换,特别是 1 次性双关节人工置换、人工关节翻修、替换,骨手术(凿骨等响声对患者的不良刺激)可选全身麻醉。向患者对所选麻醉的利弊作详细解释后最终的决定还要重视患者的愿望。

5.2　非手术治疗

5.2.1　关节内药物注射

(1) 肾上腺皮质类固醇激素关节内注射

1) 指征:对药物治疗、物理治疗等保守措施未能奏效的关节炎症,皮质类固醇对抑制炎症与止痛有明显效果,且作用迅速,对全身影响较小。注射前关节穿刺抽吸积液减压,并去除含有已发生病理变化会破坏软骨与骨的酶等致病物质。适于单关节或少数关节炎症。

2) 禁忌证:关节内感染,穿刺处皮肤损害,出血倾向(如使用抗凝药),关节严重破坏、不稳。准备作人工关节置换或滑膜切除,至少 4～6 周内不作关节内注射,以避免感染可能。

3) 选药、剂量、使用方法:一般使用结晶悬液,因药物逐渐析出,故局部作用时间延长。结晶颗粒大小与局部反应、作用时间及耐受性等有关。氢化可的松(Hydrocortisone)在关节内持续作用 6 天左右,曲安西龙(Triamcinolone),地塞米松(Dexamethasone),去炎松－A(Volon－A),Lederlon 持续作用 21 天左右。原则上除可注射肢体周围关节外,亦可用于椎间、骶髂、髋关节等解剖上较难准确到达的关节(此类关节以 CT 或超声波图像监控下注射更为理想)。各关节的用药量以泼尼松(Prednisone)或泼尼松龙(Prednisolone)的当量计算,如大关节(髋、膝、肩)30～50 mg,中等关节(肘、踝、腕)10～25 mg,小关节(指、趾关节)5～10 mg,可与局麻药混合注入。指、趾小关节亦有人用水溶性皮质类固醇。

Lipotalon 乃借助脂质体工艺(Lipimicrosphere Technology)制成的无结晶制剂,作用较

快,持续时间较长,刺激致肿胀反应较小。大关节用量 7.5 mg,中关节 5 mg,小关节2.5 mg。

4) 并发症与不良反应:严重性首推关节内感染。在严格消毒条件下,感染率约 1/15万。要严格无菌操作,多次局部皮肤消毒。结晶滑膜炎可致软骨损害与骨无菌性坏死,它与晶体的大小与形状有关,如晶体 $<2\mu m$ 及圆形晶体致炎症反应较小。如剂量较小,术后减少关节活动,再次注射间隔 2~3 个月,一年内一个关节注射不超过 3~4 次,则损害不明显。结晶悬剂一般不作用于全身,但较大关节面如膝关节,反复大量注射,尤其多关节注射不排除全身作用。有糖尿病、胃肠道溃疡者慎用。罕见过敏反应,可能与局麻药或溶液介质有关,但罕与激素有关。

注射前应向患者说明可能有的不良反应与并发症。

(2) 化学药物与放射性核素关节滑膜清除

注入药物选择性作用于病变滑膜,使之破坏而被清除。

1) 放射性核素滑膜清除术:主要利用 β 线。放射性核素注入关节后与胶体微粒结合的放射性核素被滑膜细胞、巨噬细胞、粒细胞吞噬后,选择性作用于滑膜基质,破坏滑膜,从而清除之。长期效果比化学药物滑膜清除及皮质类固醇好。止痛、消肿、活动功能改善的优/良率达 50%~70%。对膝、肩、踝关节均有长期较好结果,4 年后优/良达 40%。它已成为类风湿关节炎的关节标准局部治疗之一。与手术滑膜切除术比较,如对髋关节滑膜切除术,因手术常需作髋脱位,有导致股骨头坏死危险;对狭小关节如踝关节,因需作多个切口,放射滑膜清除法为另一较好选择,而且技术较简单,费用较低廉,失败后仍可作手术滑膜切除。

不同放射性核素的特性及适用的关节见表 1,从表 1 中可见膝关节宜选钇[90],髋、踝、肩、肘、腕关节选铼[186],手掌指与趾间关节选用铒[169]。

各关节各种放射性核素的用量见表 2。单关节或多关节一次总量不超过 10 ~ 12 mCi $(1 mCi =3.7 \times 10^7 Bq)$,1 年内总量不超过 20 mCi。

A) 指征:原则上肢体各关节均可使用。主要用于单关节或少数关节罹犯,经 6 个月药物治疗(包括基础治疗药物),及皮质类固醇关节内注射未见好转者;人工膝关节置换后持续关节积液。病变属早期,无或只有轻度软骨损害者,效果较好。对膝、踝、肩关节效果较佳。

适用于年龄限于 40 岁以上,尤其外科手术有禁忌或患者对手术不合作者。

表 1　几种常用放射性核素的特性

放射性核素名称	钇[90](Yttrium)	铼[186](Rhenium)	铒[169](Erbium)	单　位
最大 β 线能量	2.25	0.8~0.98	0.34	MeV
最大有效距离半径	11	3.7	1.0	mm
平均有效距离半径	3.6	1.2	0.3	mm
半衰期	2.7	3.7	9.4	天
适用关节	膝	髋、踝、肩、肘、腕	掌指、趾间关节	

注:钇[90]与铒[169]为 β 线,铼[186]为 β 与 γ 线

表 2　放射性核素参考用量,剂量单位为毫居里(mCi) (1mCi = 3.7 × 10⁷Bq)

关　节	钇⁹⁰	铼¹⁸⁶	铒¹⁶⁹
髋		3～4	3～6
膝	3～6		
踝		1.5～2	2～3
肩		2～3	2～4
腕		1.5～2	1.5～3
腕掌(鞍状)关节			0.8
掌指关节		1.5～2	0.6
近端指间关节			0.5
远端指间关节			0.4
跗跖关节			0.6
跖趾关节			0.8

　　B) 禁忌证:除一般关节感染等局部禁忌外,40 岁以下患者不宜,因对骨骺生长的影响及对后期作用不详(见后);孕妇、哺乳女性、肌腱滑膜炎;关节严重破坏、不稳。肌腱滑膜炎;绒毛增生、多纤维素、肥厚滑膜炎以及关节内多腔分割,晚期滑膜炎等均不宜,而以手术切除滑膜为宜。X 线斯氏分级Ⅳ以上,膝贝克囊肿等属相对指征。

　　C) 注射方法与不良反应:严格皮肤消毒(多次),严格按放射防护规则(如放射防护容许空间,放射防护监护等)。谨防穿刺针不在关节内。除膝关节以外,需在 X 线透视、超声波影像或造影剂监视下确定穿刺针位置为妥。注射液误注于关节外,会导致软组织坏死;即使在关节内,穿刺针道亦可能发生坏死,故注射后宜用局麻药冲洗穿刺道并加注皮质类固醇以减少注射后炎症反应所致肿痛。注射后制动 3 天,以防关节活动致药物被挤压入淋巴结及导致全身反应。因有人认为可能致染色体畸变,但未见诱生肿瘤的确切报告。全身反应有发热、头痛、食欲不振、恶心、倦怠等。如注射后有关节积液,至少 6 个月内不可穿刺(以钇为例,其半衰期为 2.7 天,约以其 10 倍为最低标准)。规定注射钇⁹⁰与铼¹⁸⁶后应以放射性核素扫描,了解放射性核素分布情况。

　　2) 化学药物滑膜清除术:幼儿,40 岁以下年轻患者等不宜作放射性核素滑膜清除者,如有注射指征可用此类药物。

　　(A) 锇酸(Osmium acid):用 1‰～2‰ 溶液 5～10 ml 注射。主要用于膝关节,但亦可用于肩、肘、腕关节。注射后因滑膜坏死致炎症反应,加用局麻药与皮质类固醇较好。长期效果优于单纯关节内注射皮质类固醇。法国与北欧使用较多。

　　有人切开曾注射锇酸的关节,发现软骨有棕黑色变化,认为药物可能对软骨有损害。德语区使用此药甚少,意见似尚未统一。

　　(B) 鱼肝油(Lebertran)钠盐混合物(Natriummorrhuat,前名 Variocid)亦主要用于膝关节,其次为肩、肘关节。用量 5% 浓度的混合溶液 4～5 ml,有效率 90%～95%。中后期报告则结果不一,如有的报告 1 年后好转率仅 50%,有的报告 3 年好转率仍保持 75%。但有人认为髋关节与小关节不宜。药物代谢后由肾脏排出,可能导致轻度肾损害,尿中可出现微量红细胞。

　　滑膜坏死后导致显著炎症反应,故亦宜加用局麻药与皮质类固醇及冷敷等处理,并应制动 3 天。由于反应显著,宜住院不宜门诊注射。

(3) 其他

1) 基因(Gene)治疗开始于 1990 年。类风湿关节炎的发病机制虽未完全阐明,但自身免疫机制所致病理变化主要发生在关节内已成较普遍共识。白细胞介素 1-蛋白与炎症过程密切有关。

基因治疗的原理乃将从患者体内分离出的细胞,经基因技术处理,作所谓"基因转移"(Gentransfer),这种转移可经直接[活体内(*in vivo*)]或间接[体外(*ex vivo*)]的途径。经处理后的基因亦称"治疗基因"注入关节,该"治疗基因"可替代机体本身缺乏或缺损的蛋白;或认为该"治疗基因"使患者体内产生的白细胞介素 1-受体拮抗物,阻抑该蛋白,以干扰其炎症与软骨破坏作用。

美国食品药品监督管理局(FDA)曾批准Ⅰ1-1 Ra cDNA 用于关节。有人临床观察治疗后的关节肿痛减轻,而未注射的关节仍有明显肿痛。活检示该关节白细胞介素 1-蛋白减少。对存在的免疫反应及基因转移的安全性等还有待进一步观察。

2) 细胞抑制剂(Zytostatika):如环磷酰胺(Endoxan)等使用较少。

参考文献

[1] ARO Rheumaorthopädie [M]. Steinkopff Verlag, 2005.

[2] Dihlmann W, et al. Therapie der entzuendlich-rheumatischen Krankheiten [M]. mediamed Verlag Ravensburg, 1983.

[3] Döhler. J. R. Lexikon Orthopädische Chirurgie [M]. Springer Verlag, 2003.

[4] Eulert, J. König A. Praxis der Knieendoprothetik [M]. Springer Verlag, 2000.

[5] Fehr K. Rheumatologie in Praxis und Klinik [M]. Georg Thieme Verlag, 1989.

[6] Gill DR. Total elbow arthroplasty in rh. arthritis (Morrey BF: The elbow and its disorders) 3 [M]. WB Saunders, 1998.

[7] Gräfenstein K. Klinische Rheumatologie [M]. ecomed, 1994.

[8] Gschwendt N. Die operative Behandlung der chronischen Polyarthritis [M]. Thime Verlag 2. Auflage, 1977.

[9] Hartman Prakt. Rheumatologie [M]. Urban & Schwarzenberg, 1988.

[10] Huber W. et al. Verschiedene Kanülierten Schrauben zur Arthrodese des Rückfußes [J]. Orthop. Praxis, 5(2005)245 – 253.

[11] Irlenbusch, et al. Ergebnisse der inversen Schulter-endoprothese bei Rotatorendefekt Arthopathie [J]. Orthop. Praxis,3(2008)111 – 121.

[12] Kalden JR. Klinische Rheumatologie [M]. Springer Verlag, 1988.

[13] Keysser M, et al. Basistherapie der Rheumatoidarthritis [M]. Henning Berlin, 1995.

[14] H. Kudo, K. Iwano, J. Nishino. Total elbow arthroplasty with use of a nonconstrained humeral component inserted without cement in patients who have rheumatoid arthritis [J]. J Bone Joint Surg Am 81,1268 (Sep, 1999).

[15] Mathies H, et al. Lexikon rheumatischer Erkrankungen [M]. EULAR Verlag, 1990.

[16] Matzen KA, et al. Das Hüftgelenk des Erwachsenen [M]. Stork Druckerei GmbH, 1991.

[17] Miehle W. Gelenk u. WS-Rheuma [M]. EULAR Verlag, 1987.

[18] Mittelbach H. R, et al. Die verletzte Hand [M]. Springer Verlag, 1979.

[19] Mödder G. Die Radiosynoviorthese in Rheumatologie und Orthopaedie [M]. Satz ＋Druck: Warlich Druck und Verlags. mbH, 1995.

[20] Nogler M. Minimalinvasive Hüftendoprothetik über den direkten anterioren Zugang [J]. Orthopaedie / Unfallchirurgie (Kompendium Thieme), 1(2009)22 - 23.

[21] Osteo Bridge Family. Merete Medical GmbH (BioBall Company) [M]. Berlin, 2002.

[22] D. P. Bullock, S. M. Sporer, T. G. Shirreffs, Jr. Comparison of simultaneous bilateral with unilateral total knee arthroplasty in terms of perioperative complications [J]. J Bone Joint Surg Am 85 - A, 1981 (Oct, 2003).

[23] Rote Liste. Rote Liste Service GmbH [M]. Berlin, 2011.

[24] Quoβ A. Die fiberoptische Intubation bei Pat. d. rheumt. Formenkreises [J]. Anästhesie Reanimat 18(1993)36 - 38.

[25] Sattler H. Arthrosonograohie [M]. Intern Welt, 3(1988)70 - 80.

[26] G. A. Schellekens et al. The diagnostic properties of rheumatoid arthritis antibodies recognizing a cyclic citrullinated peptide [J]. Arthritis Rheum, 43,155(Jan, 2000).

[27] Schmidt K. L. Checkliste Rheumatoligie [M]. Georg Thieme Verlag, 1991.

[28] Schulze-Koops H, et al. Diag. Prgnost-Bedeutung von Anti-CCP-Antikoerper [J]. Deutsch Med. Wochenschr, 131(2006)269 - 271.

[29] Soudry M, et al. Successive bilateral total knee replacement [J]. J Bone Joint Surg Am, 2011;67: 573 - 576.

[30] O. Steinbrocker, C. H. Traeger, R. C. Batterman. Therapeutic criteria in rheumatoid arthritis [J]. J Am Med Assoc, 140,659 (Jun 25,1949).

[31] Tillmann K. Die operative Rehabilitation der rheumatische Hand [J]. Orthop. Praxis, 10(1997) 637 - 639.

[32] Tillmann K. Die Synovek. für entz. -rheum. Krankheit [J]. Z. Orthop,129(1991)129 - 135.

[33] Tillmann K. Dringliche Operation-Indikation in der Rheumaorthopädie [J]. Z. Rheumatol, 44(1985) 26 - 29.

[33] M. R. Urist. Osteotomy of the cervical spine; report of a case of ankylosing rheumatoid spondylitis [J]. J Bone Joint Surg Am,40 - A, 833 (Jul, 1958).

[34] 卫生部药典委员会. 药名词汇(An English-Chinese Dictionary of Drug Names) [M]. 北京:化学工业 出版社,1991.09.

[35] Wessinghage, D. Taschenatlas der Rheumatologie [M]. Georg Thieme Verlag, 1984.

[36] Wessinghage, D. Rheumatologie-Endoprothetik (praktische Orthopädie) [M]. Georg Thieme Verlag, 1995.

[37] Wirth C. J. Rheuma-Orthopaedie [M]. Springer Verlag, 1996.

[38] Wohlrab D. et al. Ergebnisse einzeitiger VS zweizeitiger bilateraler Knie-TEP-Implantation [J]. Z. orthop. und Unfallchirurgie, 149(2011)178 - 183.

[39] Ziwjan JL. Die Behandlung der Flexionsdeformitäten der Wirbelsäule bei der Bechterewschen Erkrankung [J]. Orthp. Traumat, 29(1982)195.

Ⅱ. 手术治疗各论

Ⅱ.1 手部类风湿关节炎

1.1 诊断

  1.1.1 临床若干典型畸形

  （1）拇畸形

    1）拇腕掌关节及掌指关节畸形

    2）90°/90°畸形

  （2）长指（示、中、环、小指）畸形

    1）掌指关节尺倾

    2）纽孔畸形

    3）鹅颈畸形

  1.1.2 其他诊断措施

1.2 手术治疗

  1.2.1 关节与肌腱滑膜切除术

  （1）拇掌指关节滑膜切除术

  （2）拇指间关节滑膜切除术

  （3）鞍状关节滑膜切除术

  （4）长指（示、中、环、小指）掌关节滑膜切除术

  （5）长指近端指间关节滑膜切除术

  （6）长指远端指间关节滑膜切除术

  （7）经关节镜滑膜切除术

  （8）关节滑膜切除术后处理

  （9）肌腱滑膜切除术

    1）屈肌腱滑膜切除术

    2）伸肌腱滑膜切除术

  1.2.2 手、手指重要畸形、病变的手术处理

  （1）手术原则与次序

  （2）拇指畸形手术处理

    1）腕掌关节

    2）90°/90°畸形

  （3）长指（示、中、环、小指）手术

    1）手指尺倾手术

    2）纽孔畸形的手术处理

    3）鹅颈畸形手术

  1.2.3 手、手指人工关节置换与关节成形术

  （1）手、手指人工关节的发展历史与分类

  （2）人工关节置换指征

  （3）人工关节置换禁忌证

  （4）人工关节置换与关节成形术

    1）掌指关节人工关节置换术

    2）腕掌关节成形术与人工关节置换术

    3）近端指间关节人工关节（硅树脂持距体）置换术

  （5）手指关节成形术

    1）掌指关节成形术

    2）近端指间关节成形术

    3）腕掌关节成形术

  1.2.4 手、手指间关节融合固定术

  （1）长指（示、中、环、小指）近端指间关节固定术

  （2）拇掌关节、指间关节固定术

  （3）长指远端及远近端指间关节双关节固定术

    类风湿关节炎病变罹及手与手指诸关节达80%～90%，在类风湿关节炎手术中手部关节占1/4。

腕掌、掌指与指间关节应视作一个综合的功能单位。

手部类风湿关节炎由于滑膜炎症肿胀，软骨、骨破坏的程度不同；手指各部位，尤其是肌腱等软组织的解剖、功能特点，以及日常生活与工作中手活动的动力特征，类风湿关节炎手可出现种种具有特征性的畸形。

畸形的发展一般可分为3阶段：第1阶段为轻度，但主动或被动矫正尚属可能；第2阶段为轻中度，只可被动矫正；第3阶段为重度，主动或被动均不能矫正。

1.1 诊断

1.1.1 临床若干典型畸形

（1）拇畸形

1）拇腕掌关节及掌指关节畸形-第1掌骨内收（彩图1）：特征为大多角骨、腕掌（鞍状）关节破坏，因第1骨间肌挛缩使第1掌骨内收，并向近端移位。拇伸肌与拇外展肌相对优势，出现拇基节过伸、外展。手开启受障，影响持物。

2）90°/90°畸形（拇钮孔畸形）居手部畸形首位，（图Ⅱ-1-1）、（彩图2）：因掌指关节炎症肿胀，使伸拇短肌撑展，伸力减退，致掌指关节屈曲占优势，拇基节向掌侧半脱位，类同长指侧索相关的外展拇短肌、内收拇肌相连的纤维下滑，伸拇长肌在掌指关节处向尺侧、掌侧移位失去伸展功能，但却加强了末节过伸作用，终于出现90°/90°畸形，致对掌、掌持功能失常。

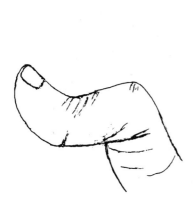
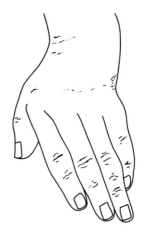

图Ⅱ-1-1　拇指Z形(90°/90°)畸形　　图Ⅱ-1-2　掌指关节尺倾，腕关节桡倾

（2）长指（示、中、环、小指）畸形

1）掌指关节尺倾（图Ⅱ-1-2，彩图2）：类风湿关节炎患者30%有掌指关节尺倾，有人称之"风车磨"手（或海豹鳍），严重者手掌与手指呈90°角。尺倾有正常手解剖生理因素与类风湿关节炎病变双重因素，正常解剖掌骨头髁部桡侧比尺侧略大，桡侧侧韧带较尺侧长且较弱，掌指关节炎症肿胀使之更形撑展；手指伸/屈肌亦偏向尺侧；日常手部活动桡侧力比尺侧力大；炎症肿胀使伸肌腱、横韧带撑展而功能不全。伸肌腱逐渐向尺侧指间凹陷下滑并挛缩等均促使手指尺倾，加上尺侧骨间肌挛缩，使尺倾更趋固定。炎症肿胀使屈侧横韧带松弛。屈肌及内在肌向掌侧移位、挛缩，对基节屈曲作用增强，常伴基节向掌侧脱位或半脱位。

2) 纽孔畸形(图Ⅱ-1-3,彩图3):发生率低于拇指。长指中的发生率依次为D5>D4>D3>D2。特征为近端指间关节屈曲,远端指间关节过伸。由于近端指间关节炎症肿胀,致中心腱撑展而功能不全,甚至断裂;屈肌占优势,关节屈曲,伸肌器的侧束向掌侧移位,使近端指间关节屈曲末节过伸(被动伸直近端指间关节,则远端指间关节屈曲阻力增加(Littler试验)。由于斜行腱索间纤维带挛缩,使畸形更趋固定。

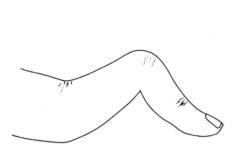

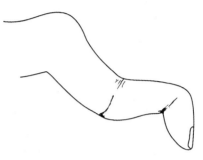

图Ⅱ-1-3　长指纽孔畸形　　　　　　　　图Ⅱ-1-4　鹅颈畸形

3) 鹅颈畸形(图Ⅱ-1-4,彩图4):特征为近端指间关节过伸,末节指间关节屈曲,掌指关节屈曲,故有人称之"M"字形畸形。发生率为7%~14%左右。第1期,近端指间关节能主动屈曲,第2期,不能主动屈曲、握拳,但可被动屈曲,第3期,近段指间关节完全或近全僵直于过伸位,进一步发展有骨破坏。近端指间关节过伸影响指尖对合、握拳、持物。掌指关节炎症肿胀向背侧撑展伸肌,使之力量减弱,屈肌遂占优势,掌指关节屈曲,它使中心腱对中节拉力加大,近端指间关节过伸,伸肌腱、侧束移向背侧移位且短缩,病变常致指基节向掌侧半脱位,亦使骨间肌、蚓状肌拉力移向背侧,它们与屈肌共同作用使指末节屈曲。

手部类风湿关节炎其他临床病理征象:

弹响指:除环状韧带狭窄,肌腱滑膜炎症致屈肌腱活动受阻外,还可因肌腱水囊瘤(Hygiom)或屈肌腱交叉韧带处的腱滑膜炎所致,注意后者仅作环状韧带切开不能消除弹响现象。

1.1.2　其他诊断措施

X线检查仍为常用的方法,可示关节病变及关节周骨质疏松等。手部除前/后位片外,宜取握球投影,它可示侧韧带隐窝处病变。因掌骨重叠正侧片不宜,宜取手背向抬面倾斜45°角为妥。可按X线片病变分级(参见Ⅰ-4.2)。超声波对软组织病变、软骨损害、关节液的诊断有益。

1.2　手术治疗

麻醉可选局部静脉麻醉、臂丛麻醉或全麻。

1.2.1　关节与肌腱滑膜切除术

为类风湿关节炎各类型病变不同手术的重要组成部分,其不同仅在于能否达到相对意义上基本治愈上的目的。对药物治疗(包括基础治疗)未能控制的炎症,若为早期,如第1,2期(LED分期),滑膜清除可能抑阻炎症病变进一步发展,达到止痛目的效果肯定。早期手术及病变滑膜的彻底清除是成效的关键。第3期以上滑膜切除虽在一定程度上可抑阻炎症破坏病变的进展,但因关节明显损害,侧韧带撑展、松弛,乃至出现种种畸形,而单纯滑膜切除不能矫正畸形,需做软组织平衡矫正;若仍不足,则要考虑关节成形、人工关节置换或关节融合固定术。第3期则在两可之间,在手术选择上可能存在困难,则依具体情况见仁见智了。

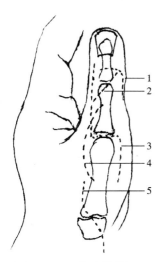

图Ⅱ-1-5 拇各关节切口
1. 指间关节侧中线倒 L 形切口
2. 斜切口
3. 掌指关节 S 形切口
4. 弓形纵切口
5. 腕掌(鞍状)关节 S 形切口

(1) 拇掌指关节滑膜切除术:在关节背侧作向尺侧凸的弓形(或 S 形)切口(图Ⅱ-1-5),在伸拇长肌尺侧(伸拇长/短肌之间)进入关节,可用有压槽与小孔的特殊咬钳或小刮匙清除滑膜,注意清除骨-软骨缘滑膜。为暴露关节屈侧与侧韧带隐窝处的滑膜,如韧带松弛,可牵拉手指张大关节间隙或屈曲掌指关节,以单爪钩将掌骨头抬高改善暴露。虽有人主张切断尺侧副韧带以利暴露,但仅适于特殊困难情况,不作为常规。如伸拇短肌过度撑展,基节伸展功能不全,应紧缩缝合,或另作止点收紧固定;侧韧带松弛(主要为桡侧副韧带)亦可予以缝缩。

(2) 拇指指间关节滑膜切除术:切口可选背侧斜切口,倒 L 形切口(图Ⅱ-1-5)或弓形切口由中心腱与侧腱索之间或切开腱索间纤维带(图Ⅱ-1-6-b)进入关节,尽量保护滑动组织,以免术后粘连,因术后关节活动限制比掌指关节手术后多见。彻底清除病变滑膜组织原则如上。若暴露不佳,可切断一侧侧韧带,可略收紧缝合中心腱与侧索或腱索间纤维带,对防止纽孔畸形有益。术毕侧韧带再缝合。以克氏钉固定 3~4 周,但亦可不用。

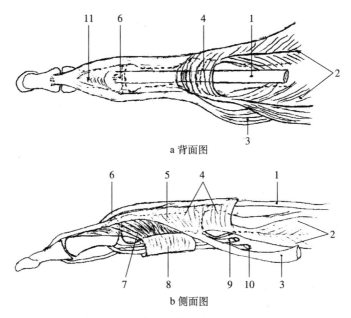

a 背面图

b 侧面图

图Ⅱ-1-6(a,b) 手指肌腱与腱索间纤维
1. 伸指总肌 2. 骨间肌 3. 蚓状肌 4. 背侧腱帽 5. 侧腱索 6. 中心腱
7. 腱索间纤维 8. 屈肌腱鞘 9. 屈指深肌腱 10. 屈指浅肌腱 11. 三角韧带

(3) 拇掌腕（鞍状）关节滑膜切除术：取 S 形弯曲切口（图Ⅱ-1-5），注意勿伤第 1 掌骨与大多角骨间韧带，彻底清除滑膜等原则如前所述。

(4) 长指（示、中、环、小）掌指关节滑膜切除术：如仅1～2 个掌指关节，可取关节背侧弧形切口。如罹及 3～4 个掌指关节，则取一轻微弯向指尖的横切口（图Ⅱ-1-7）。于伸指长肌桡侧进入关节，其余步骤参上述拇掌指关节滑膜切除术，术毕将切开的伸肌器纤维缘予以缝缩。向尺侧移位的肌腱可予复位，并缝缩固定。尺倾处理还可［参Ⅱ.1.2.2 (3)1］。

(5) 长指（示、中、环、小）近端指间关节滑膜切除术：可取可延长的倒"L"形切口等，但一般多取关节背侧弓形切口（示、中、环指凸向尺侧，小指凸向桡侧）（图Ⅱ-1-7）。从中心腱与侧腱索之间进入关节，暂时切断一侧侧韧带（示、中、环指切断尺侧副韧带，小指切断桡侧副韧带）有利于屈侧隐窝的滑膜切除，术毕缝合切断的侧副韧带。术后以克氏钉固定 3～4 周，但亦可不用，后者术后 3～5 天即开始主动活动。若侧韧带较松弛，亦可不切断侧副韧带，侧副韧带作纵形切口或开窗，于屈位可达侧隐窝，若韧带紧张则此法不宜。

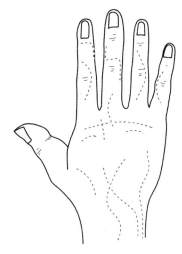

图Ⅱ-1-7　手背切口

(6) 长指（示、中、环、小）远端指间关节滑膜切除术：类风湿关节炎较少罹及此关节。可于关节背侧作倒"L"形（图Ⅱ-1-7）、横或斜切口，于伸肌腱侧方进入关节。如暴露不佳，则要切断侧副韧带（同近端指间关节），清除滑膜后，缝合切开的侧副韧带，如伸肌腱过度撑展、过伸，需予缝缩。

(7) 经关节镜滑膜切除术：近年也可经关节镜作关节滑膜切除，优点是创伤小，康复快，但如需附加软组织与骨手术，则需切开关节开放手术。手术使用 1.0 mm 短关节镜，30° 镜头。

如无禁忌宜用臂丛麻醉。在掌指关节桡/尺背侧作小刺口，指间关节刺口在桡/尺侧侧腱索中间进入滑膜囊，以液体充盈，插入套针与关节镜，从另一切口放入触钩与括刀，全面观察滑膜与软骨面后取活检，然后作滑膜切除，随后可附加使用激光以彻底清除滑膜，并有助止血。术后谨慎并逐步加大活动锻炼，冰敷及适当使用抗菌药物。

(8) 关节滑膜切除后处理：弹性消毒敷料适度压力包扎，除因软组织矫正手术，于矫正位以克氏钉固定外（制动 3～4 周），否则原则上宜及早开始轻微主动活动锻炼。伤口愈合后，增加主动活动，被动活动仅于关节活动有限制（或握拳不全）时，至少在伤口愈合后谨慎进行。如屈/伸仍不满意，可于 2～3 周后附加应用适当类型的支架。

(9) 肌腱滑膜切除术：类风湿关节炎罹犯肌腱高者可＞50%。伸肌与屈肌腱滑膜炎的发生率大约相当。外展拇长肌与伸拇短肌腱滑膜炎肿胀较易发现。但屈肌腱在掌侧坚韧的屈肌支撑带、环状韧带、掌腱膜、腱鞘下方，炎症不易发现，但腕管部却因压迫正中神经而易被发现。手指基节处所谓"捏提征"指捏提炎症组织为一整块软组织，而正常皮肤则松弛易于捏提。

腕背侧腱滑膜炎，因伸肌支持带之故，于其上下可出现葫芦状膨凸；与腕关节炎的区别

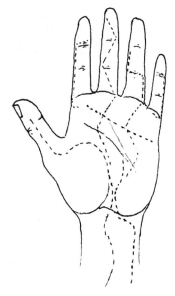

图Ⅱ-2-8 手、掌部各种切口
（手指侧方切口
位于侧中线）

还有当主动伸指时肿胀在伸肌支撑带远端,而腕关节炎为均匀性肿胀。

1) 屈肌腱滑膜切除术:腕管部滑膜切除参正中神经压迫的处理,[Ⅱ.2.2.9(1)];手掌部与手指部腱滑膜清除,从肌腱-肌肉交界处直达蚓状肌管彻底清除炎症滑膜,如深浅肌腱显著粘连,宜切除屈指浅肌腱(图Ⅱ-2-8)。

腱鞘狭窄及肿胀的滑膜或风湿结节可出现弹响指,手术中尽量勿伤肌腱本身,但有时不得不将膨大结节适当修小,或肌腱切除与移植。切除腱鞘与环韧带,如环韧带切除后弹响征仍在,要考虑阻滞可能在深浅肌腱交界处(Chiasmas),但近端环韧带至少宜部分保留,以免出现弓状腱(bow-string)。炎症破坏与风湿结节中心坏死可致肌腱自发断裂。[参阅Ⅱ.2.2.9(2)2)]。

2) 伸肌腱滑膜切除术:尺侧伸腕肌腱滑膜炎较为常见,它与尺骨小头综合征关系密切。但注意早期肿胀可能不显著。作 S 形(图Ⅱ-1-5 与 7)或偏尺侧直切口,滑膜切除术、伸肌支持带等处理参见Ⅱ.2.2.9(2)1)。

1.2.2 手、手指重要畸形、病变的手术处理

(1) 手术原则与次序(参见Ⅱ.2.2.9):解除神经压迫属于手术优先;肌腱断裂或有断裂威胁者(尤其屈肌腱)亦属优先。拇指比其他长指优先,尤其腕掌(鞍状)关节的腕大多角骨与第 1 掌骨关节,保持此关节活动性为治疗关键,绝不宜作关节固定,而拇掌指与指间关节则必要时可作关节固定术,且固定术效果一般比关节成形术为佳;长指(2—5)则保持掌指关节活动度与保持拇指的腕掌关节活动度一样重要,可作关节成形术或人工关节置换。而近端与远端指间关节可作关节固定。解决动力应先于关节手术,因若活动力丧失或活动受碍,术后活动的关节又有陷入僵直的危险。它包括肌腱重建、滑膜切除,去除影响肌腱活动的障碍,如风湿结节,骨的凸起[如桡骨背侧结节(Lister),舟骨结节等]。腕关节手术先于手指手术,因为腕为手功能的关键关节。但腕关节术后 6 个月内不宜作手指手术,因腕部手术后淋巴、静脉回流受限致远端肿胀,会影响手术指的活动。

总之,大体上手术先后次序如下:神经压迫-屈肌腱断裂-腕关节-拇腕掌指关节-屈肌腱断裂-近端指间关节-远端指间关节。

(2) 拇指畸形手术处理

1) 腕掌(鞍状)关节切口见图Ⅱ-1-5,手术处理参见手、手指人工关节置换与关节成形术[Ⅱ.1.2.3(4)2)与(5)3)]。

2) 90°/90°畸形(图Ⅱ-1-1,彩图 2):以 3 期分阶,第 1,2 期轻、中度病变,可作滑膜切除,并加肌腱等软组织均衡手术。

切口取掌指关节背侧的弓形切口,或横跨掌指关节的 Z 形切口(图Ⅱ-1-5),在伸拇长/短肌之间进入关节。将伸拇短肌止点处切断,掌指关节伸直位再固定于拇基节基部。外展拇短肌与屈拇短肌多应作部分松解,以减少掌指关节屈曲与指间关节过伸。于指末节基部

止点处切断伸拇长肌,近切端在基节近段背侧纤维板下向指尖方向绕过,再翻转向近端,指间关节矫正过伸位,将之与伸拇长肌自身缝合(图Ⅱ-1-9)或亦与伸拇短肌缝合。伸拇长肌亦可经骨固定于基节近端,从而使伸展功能从末节转移至基节,以矫正末节过伸与掌指关节屈曲。若末节仍未能屈曲,可将内在肌在背侧伸肌腱膜放散部切开或开窗,必要时在指间关节略屈位在掌指关节处适当缝缩。掌指关节与指间关节于矫正位,以克氏钉固定2周。

如病变已属 3 期(LDE 分期),被动活动已不能矫正挛缩,而腕掌关节活动度尚存在,可考虑掌指关节固定,取拇与长指肚合适的对合、握持位置固定,必要时可于末节作适度切骨缩短。远端指间关节不稳,而腕掌关节尚保持活动度,亦可作指间关节固定。如侧方稳定,人工关节置换[如斯旺森或圣格奥型(St. Georg)]亦为一选择,附加上述软组织均衡手术,但若其他长指(2—5)尺倾未能矫正,则掌指关节固定或人工关节置换均失去意义,因其他手指与拇缺乏对掌条件。

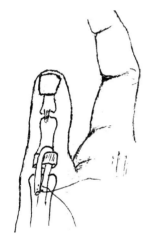

图Ⅱ-1-9 拇 90°/90°畸形
手术(Nalebuff)

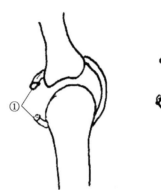
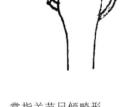

图Ⅱ-1-10 掌指关节尺倾畸形
① 尺侧副韧带 ② 桡侧副韧带

(3) 长指(示、中、环、小指)手术

1) 手指尺倾手术:第 1,2 期轻/中度病变,尚能主/被动矫正的尺倾,下述几种软组织手术可供选择:手背作略带弓状横行切口(图Ⅱ-1-7),纵形切开伸肌腱与尺侧骨间肌的背侧腱膜,重叠缝缩伸肌器桡侧的背侧腱膜联系纤维,将伸肌腱复位至掌指关节中点;切断尺侧第 2、3、4 骨间肌止点,亦可将之移植于尺侧邻指的桡侧伸肌器或骨间肌;缝缩第 1 骨间肌腱,以增加示指向桡侧的拉力;在掌骨头或于基节基部松解尺副韧带与掌侧纤维软骨板,切断或作尺副韧带刻痕,缝缩桡侧付韧带或将桡侧副韧带连同一小片止点处骨皮质向近端缝缩固定(图Ⅱ-1-10),关节囊可不作纵切而取横切,术毕作桡侧缝缩;或掌骨头切断时斜向桡侧,均有助纠正尺倾;将外展小指肌移植于小指桡侧;术后可加克氏钉短暂固定。

第 3 期重度病变,挛缩严重,尺倾固定或伴掌侧半脱位,显著关节破坏,则要考虑关节成形术或人工关节置换(如斯旺森硅树脂持距体),同时作必要的软组织均衡手术。腕骨桡侧矢面不稳,可考虑桡月固定以稳定腕骨,以对抗或矫正腕骨向桡侧移位。

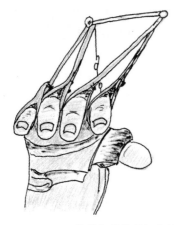

图 Ⅱ-1-11　抗掌指关节尺倾支具

术后处理:适当加力的压力绷带包扎与石膏夹板固定,及早小心被动活动,伤口愈合后逐渐增加主动屈曲(阻挡尺倾),6个月内使用特殊动力支架(图Ⅱ-1-11),对防止尺倾复发有助。

2) 纽孔畸形的手术处理

(A) 第1、2期手术:切口见图Ⅱ-1-7,第1,2期除滑膜切除外,需作伸肌器等软组织均衡重建,以改善手的功能。缝缩撑展的中心腱,矫正近端指间关节屈曲再固定于中节基部。因多伴有侧索下移,需纵形切开桡/尺侧索旁的腱索间斜形纤维带(图Ⅱ-1-6,b),切开宜于指中节处,而不宜过近末节基部伸肌腱止点处,并保留上述斜形纤维的支撑带,以保持末节伸展功能,但简单地把尺/桡侧侧索在近端指间关节背侧缝合,以封闭纽孔,可能影响近端指间关节屈曲,以及导致远端指间关节过伸危险。可适当选择下述软组织重建手术:

(a)"H"形切开撑展的伸肌器,即中心腱及其两侧,作中心腱缝缩,切断尺侧腱索,将之经中线移至桡侧穿入桡侧腱索,并加缝合,使侧索复位,以伸展近端指间关节、减轻远端指间关节过伸[海沃术式(Heywood)](图Ⅱ-1-12)。

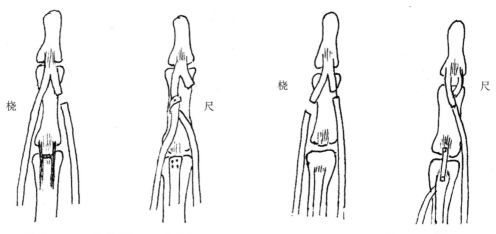

桡　　　　　尺　　　　　桡　　　　　尺

图Ⅱ-1-12　海沃(Heywood)术式　　　　　**图Ⅱ-1-13　马梯(Matev)术式**

(b)切断中心腱、屈曲近端指间关节,在关节远端切断桡侧腱索,近端指间关节取近伸直位,其近断端插编入中心腱近断端,再固定于中心腱远断端,并经骨固定于中节基部,尺侧腱索于略远端切断,其近断端与桡侧侧索的远断端缝合,注意远端指间关节取微屈位。尺侧索远断端再与桡侧索的原断端的侧面作端侧缝合[马梯术式(Matev)](图Ⅱ-1-13)。其他可能性有腱索或筋膜片编织入伸肌腱,以代偿缺损。术后一般以克氏钉固定近段指间关节于伸直位10～14天。

(B) 第3期手术:近端指间关节挛缩固定于屈曲位,常伴掌指关节过伸,虽可考虑近端指间关节的关节成形术或人工关节置换,后者因假体软组织覆盖不佳,不尽理想,一般仍以指间关节固定效果较为可靠。

3) 鹅颈畸形：第1、2期,除关节切开滑膜切除术外,中心腱两侧纵形切断与侧索的联系纤维(Littler 松解术),屈指时使侧索又恢复至手指侧方正常位,亦可作简单皮肤矫形固定术,即切除近端指间关节掌侧一小块椭圆形皮肤,缝合以矫正过伸;或以屈指浅肌腱分出一尺侧腱条与侧索缝合,亦可以钢丝抽出法作腱固定术,即将屈指浅肌远断端固定于指近节头部(图Ⅱ-1-14),第3期可在尺/桡侧挛缩的腱索间纤维带切除一三角块(图Ⅱ-1-6b),只切尺侧三角,对矫正尺倾有益。如近端指间关节过伸未能显著改善,需作中心腱Z字形延长或V-Y形延长(图Ⅱ-1-15与16),指间关节固定于伸直位2周。

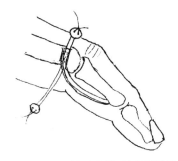

图Ⅱ-1-14　鹅颈畸形,以屈指浅肌腱经骨(近端指骨远端)固定(钢丝抽出法)

可将侧索切断,远断端在近端指间关节活动轴掌侧收紧缝合,亦可缝于屈肌腱鞘,以重建腱索间纤维带,使近端指间关节屈曲,同时伸直远端指间关节,术后克氏钉固定近端指间关节于屈曲20°,远端指间关节于伸直位至少2周。

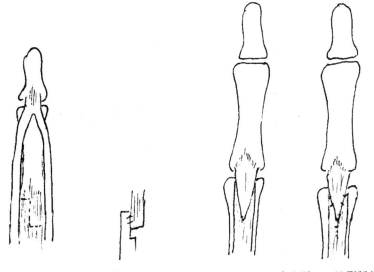

图Ⅱ-1-15　中心腱乙字形延长　　图Ⅱ-1-16　中心腱V-Y形延长

第3期固定性畸形伴半脱位并有显著关节破坏者,虽附加基节头切除,关节成形术或人工关节置换,亦常不能达到预期结果,而近端指间关节固定于功能位是一效果较为肯定的另一选择。

掌指关节半脱位的处理要在手指软组织均衡手术之前,如有明显关节破坏,可作关节成形术或人工关节置换。

1.2.3　手、手指人工关节置换与关节成形术

(1) 手、手指人工关节的发展历史与分类：按不完全统计,人工关节至今用于掌指关节的至少在40种以上,用于指间关节的在20种以上。可分为完全限制型(轴连型)、部分限制型、非限制型与硅树脂持距体(斯旺森)等。其历史发展过程大体如下：

第1代为轴连型,始于20世纪50年代,材料以金属为主,如弗拉特(Flatt)型(图Ⅱ-1-17)与GSB型(图Ⅱ-1-18)。马蒂斯(Mathys)型假体具钛表层,茎为膨胀螺丝结构,有旋转(6°)与侧方活动(10°)(图Ⅱ-1-19),但骨髓腔内应力高,易致金属沉着病,溶骨反应,松动率高。

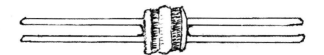

图Ⅱ-1-17　弗氏(Flatt)金属铰链型手指人工关节

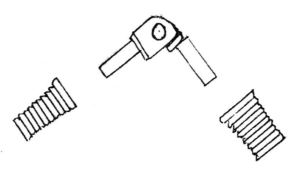

图Ⅱ-1-18　用于掌指关节的GSB型人工关节

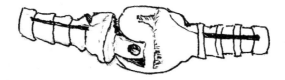

图Ⅱ-1-19　马蒂斯(Mathys)型(RM.Finger)

第2代主要代表为斯旺森型(图Ⅱ-1-20),于1966年问世,至今仍为应用最广者,并积累了大量经验。材料为硅树脂,制成有一定弹性活动度的持距体,而非关节。假体在骨腔内有活塞活动。后来有不少改良,如假体轻度屈曲,以增加屈曲可能;固着茎改为方形,以增加稳定;骨切面与硅树脂之间有半杯状钛筒(Grommets),以减少假体断裂与溶骨反应等。此型优点是技术简单,稳定性比单独关节成形术佳,当松动或机械性失败(如断裂)时,因瘢痕已长入假体,可在一定程度仍保持关节于适当位置而无显著畸形。硅树脂磨损有溶骨可能,从而影响减痛与关节活动度,但取出断裂的假体后常可保留一关节成形术的相对稳定状态。

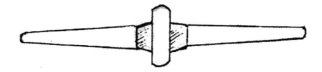

图Ⅱ-1-20　斯旺森(Swanson)硅树脂持距体

第3代:随后数十年中又出现各种部分限制型与非限制型或表层置换型等。但有脱位、松动,并要求有稳定的软组织,较佳骨条件等,致推广受限。

固定方法有不用骨胶者,如斯旺森型(图Ⅱ-1-20)的插入法,GSB 型的金属茎在塑料箭筒内滑动,箭筒外面有螺丝,可藉之转入骨腔。马蒂斯型有膨胀螺丝鞘套。使用骨胶固定者,因手指骨纤细,一旦作替换时因骨缺损,再手术难度大,似仅宜于高龄患者。

材料除全部使用金属外,还有利用低摩擦原理的金属/聚乙烯匹配,如圣格奥格(St. Georg)型(图Ⅱ-1-21),还有硅树脂,聚丙烯(Polypropylen),热解多碳(Porolytic Carbon),陶瓷等。

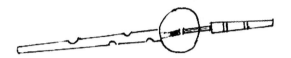

图Ⅱ-1-21 圣格奥格(St. Georg)型

芬兰学者首倡以可吸收材料(Scaffolds)替代钢板、螺丝钉,使用已超过 20 年。将此材料制成的线,织成网,作成大小、厚度不同的垫状物(彩图 5)。机体组织可长入该网状结构中,并迅速愈合成为持距体。在植入一年内断裂、消解,并由纤维母细胞与胶原组织所替代,1~2 年随访结果不亚于斯旺森持距体。目前尚在欧盟各中心继续合作研究中。它可用于腕掌(鞍状)关节、掌指及指间关节,虽不至于突然塌陷,但稳定性较差。斯旺森型持距体松动或断裂,可以用此法替换。

(2) 人工关节置换术的指征:病变 4,5 期(LDE),有关节破坏、畸形、关节不稳、伴脱位、半脱位、疼痛与功能障碍。但单独畸形并非指征,因畸形可能不伴破坏。有人主张若较早进行手术,则效果较佳,但对此观点存在争议。

手、手指关节中拇腕掌(鞍状)关节,以及长指(示、中、环、小指)的掌指关节,需保持活动功能,以完成手的重要功能,不宜作关节固定,应选择人工关节置换或关节切除成形术。而拇指的掌指关节与长指近端指间关节,就活动的重要性以及当今人工关节置换的水平而言,则首选为关节固定,其次才考虑人工关节置换。远端指间关节以关节固定为宜。

(3) 人工关节置换术禁忌证:与其他人工关节置换类同,诸如感染、皮肤条件不良、严重骨缺损等。

(4) 人工关节置换[以最常用斯旺森硅树脂持距体置换手术为例(彩图 6)]与关节成形手术技术:

1) 掌指关节人工关节置换:可选区域静脉麻醉、臂丛麻醉或全麻,个别单指置换作掌骨头背侧处弓状纵切口,如多指手术则取横行弓状切口(图Ⅱ-1-7),切除病变滑膜组织。屈曲挛缩,可于尺侧切断内在肌止点。如伸肌器向尺侧指间沟下滑,作尺侧减张切口,使伸肌器复位,在掌骨头处切断侧韧带,掌骨头与骨干交界处锯断,为矫正尺倾可将掌侧纤维软骨板与尺侧副韧带一并切除,近止点处切断外展小指肌腱与 2,3,4 尺侧骨间肌止点,亦可将之移植于尺侧邻指的桡侧骨间肌,尺倾处理还可参见[Ⅱ.1.2.2.(3)1]。钻开髓腔,切骨面应修平,尽量选择能放入髓腔的较大号测试假体,检测它的中间部与切骨面是否妥贴接触,假体位置与软组织状况。桡侧副韧带再固定于掌骨、缝合伸肌器,使处中心位,必要时予以缝缩。放置引流管,缝合伤口,弹性压力包扎,掌侧石膏夹板,固定掌指关节于屈曲 30°,5 天后开始主/被动锻炼。使用合适支架促伸,防尺倾。

2) 腕掌(鞍状)关节成形术与人工关节置换:第 1 掌骨内收,如无明显骨破坏或腕掌关

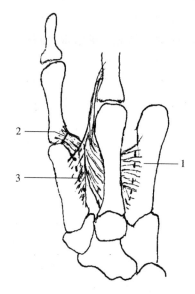

节半脱位,可作第 1 掌骨基部切骨后外展,克氏钉固定。手术虽较为简单,但因以大多角骨为中心的破坏,可作此术的机会不多,多需作关节成型或人工关节置换。以鞍状关节为中心作弓形或 S 形切口(图Ⅱ-1-5)。注意勿伤桡神经皮支、静脉及近端的桡动脉,在外展拇长肌腱与伸拇短肌或伸拇长/短肌腱之间进入关节。切开关节囊。由第 1 掌骨基部定位大多角骨(前凹后凸),可整块或分块取出破坏的大多角骨。类风湿关节炎病变多伴第 1 掌骨内收畸形,宜于第 1 掌骨切断第 1 骨间肌止点,于拇基节近端尺侧或第 3 掌骨桡侧切断拇内收肌止点(图Ⅱ-1-22)。随后可作插入物关节成形术,有人用桡侧屈腕肌(Froimsen 等)。本书作者曾利用掌长肌,将之劈开取其带蒂之半经坠道转移并充填第 1 掌骨与舟状骨之间的间隙。虎口作 Z 形成型,以扩展第 1 指间间隙。效果与斯旺森持距体类似,但无硅树脂磨损所致溶骨反应的优点。

图Ⅱ-1-22　第 1 掌骨内收畸形,
切断拇内收肌与
第 1 骨间肌止点

1. 拇内收肌横头
2. 拇内收肌斜头
3. 第 1 骨间肌

芬兰学者倡用的可吸收织物软垫(Scaffolds)(彩图 5),填入切骨后间隙中,并固定于第 1 掌骨基部。术后拇稍有缩短趋势,短中期效果据报告甚至比斯旺森持距体更好,术后握持有力。

使用斯旺森持距体,乃于第 1 掌骨基部钻孔,修平后插入大多角骨假体根茎,可以桡侧屈腕肌部分腱条,加强关节囊,防止桡侧脱位,以克氏钉固定数周。本书作者曾用前凹后凸的大多角骨假体(图Ⅱ-1-23),其大小、形状可按局部空隙形状适当修整。假体有一茎,插入舟状骨以资固定。

图Ⅱ-1-23　大多角
骨持距体

马蒂斯鞍状人工关节的茎部膨胀螺丝鞘套插入第 1 掌骨,与之相连有活动度的膨大部分占据大多角骨切骨后间隙。

3) 近端指间关节人工关节(硅树脂持距体)置换术:在指间关节背侧作弓状纵形切口,示、中、环指凸向尺侧,小指凸向桡侧,以避免瘢痕对手功能之不良影响(图Ⅱ-1-7),亦可取 S 形切口。虽有人取掌侧 V 形切口,但未被推广。纵形劈开伸肌腱帽,横行切断并摘除近节指骨头,清除中节指骨基部骨赘,可保留关节面或切除基部,髓腔钻孔,选择可放入的最大测试假体,暂时缝闭伸肌腱,检测满意后放入假体,轻度张力下缝合伸肌腱帽,完成软组织重建,放引流,缝合切口,术后及早开始活动锻炼,辅以活动手指支架(图Ⅱ-11-5),避免强力屈曲。

斯旺森硅树脂假体之所以至今仍被广泛采用,原因在于 10 年以上存活率仍高达 90%,关节活动度虽术后随时间推移有所减少,但手的张开与握持仍能保持在适当的功能范围内,尺倾等畸形可得到相当程度的矫正。虽有溶骨,但又有骨重塑。感染率低(1% 以下)。8 年随访假体断裂可达 14%,但与下肢负重关节不同,一般无症状,多不需再手术。如因疼痛、功能障碍等,必要时的再手术,因硅树脂假体周围的纤维包囊,使关节能维持相当的稳定性。

(5) 手、手指关节成形术:对第 3 期(LDE)以上重度病变,人工关节(持距体)仍为首选手术。人工关节(持距体)置换在稳定性、畸形矫正、力量保持方面优于关节切除成形术,手术技术亦较为简单。失败后取出假体,仍可以关节成形术作为退路。但对严重的残毁破坏畸形;骨质量过差等致人工关节固着条件不良;或皮肤敷盖欠缺;人工关节置换后感染或非感染致失败者,关节成形术仍有其指征。

关节成形手术3原则为:切骨量少,重塑关节面,软组织恢复均衡。关节成形术分单纯关节切除与关节切除—插入物(如肌腱、关节囊、干冻硬脑脊膜等)成形术。

1) 掌指关节成形术:指征为严重尺倾,固定性屈曲,鹅颈畸形,纽孔畸形,伴脱位、半脱位、并伴破坏者。

(A) 关节或掌骨头切除。如关节软骨尚存无损部分,可楔形切除干骺区,保留软骨面,翻转尚无损的关节面(图Ⅱ-1-24),或横行切骨,切面可略偏向桡侧,以矫正尺倾,以克氏钉固定数周。因掌骨略缩短,使挛缩的软组织,尤其是骨间肌得以减张。

(B) 关节切除-插入物-成形术,为较常用的手术,效果比单纯关节或掌骨头切除可靠。

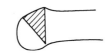
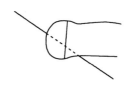

图Ⅱ-1-24 楔形切骨、翻转
尚存无损的关节

(a) 伸肌腱-插入物-成形术:切断摘除掌骨头,伸肌腱在掌骨头切断面附近切断,其远断端经基节关节面,缝合于掌侧纤维软骨板,或经骨固定成为插入物,近断端再与之作端侧缝合,并加固缝合于前关节囊(Vainio)[图Ⅱ-1-25(a)]。

(b) 纤维软骨板成形术:切除掌骨头,在基节处将离断的掌侧纤维软骨板,松解上翻固定于掌骨远断背侧,以防止基节向掌侧再脱位(Tupper)[图Ⅱ-1-25(b)]。必要时从伸肌

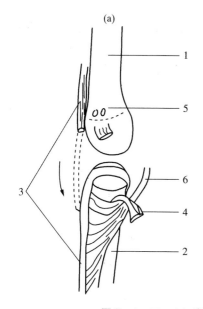
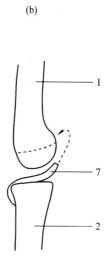

图Ⅱ-1-25 (a)掌指关节切除伸肌腱成形术,范尼欧(Vainio)术式
(b)掌指关节切除,纤维软骨板成形术,图柏(Tupper)术式

1. 掌骨 2. 近端指骨 3. 伸肌腱 4. 侧韧带远断端 5. 侧韧带新固定点 6. 蚓状肌 7. 纤维软骨板

腱近端劈取一条索,固定于基节基部,再缝于伸肌腱,以利伸肌腱保持于正常位置。显著尺倾、半脱位者除伸肌帽尺侧松解,桡侧缝缩,使伸肌腱恢复其中心位,并作尺侧骨间肌切断,必要时将它移植于尺侧邻指桡侧骨间肌。桡侧副韧带于矫正位再经骨固定。复位后的掌指关节可于稍屈位克氏钉固定 10～14 天。

2) 近端指间关节成形术(以鹅颈畸形为例):指征为关节显著破坏;伸肌器无明显肌腱炎或显著瘢痕粘连;掌指关节无脱位,或经关节成形术能予矫正者。切口如滑膜切除术,必要时作松解伸肌器等软组织均衡手术,注意保护侧韧带。掌骨头切除量较难掌握,少切影响活动功能,多切可致连枷关节而不稳,一般在 1/3 左右为妥。平整切面,不切基节基部,一般不置入插入物。但总的结果不如近端指间关节固定可靠。

3) 腕掌(鞍状)关节成形术[参见Ⅱ.1.2.3(4)2]

1.2.4　手、手指指间关节融合固定术

(1) 长指(示、中、环、小指)近端指间关节固定术:为一较常用、手术较简单易行、效果较可靠的处理方法,选择上优于人工关节置换。指征在各种畸形治疗中已述及。成功的关键是功能位固定,与可靠稳定的骨融合。

长指屈曲度应适于与拇的对合、握持,屈曲度一般在 30°～60°之间,由桡侧向尺侧逐渐增加,如示指取 35°左右,小指取 50°左右。手术切口于近端指间关节背侧(图Ⅱ-1-7),可取轻度弓状纵切口,松解中节基部的中心腱,于中线纵形切开伸肌器,于最大屈指位从基节头部松解侧韧带,按所需固定角度,略斜向掌侧近端作基节头切骨,中节基部作相应切骨。

骨融合的稳定性,首推紧缩螺丝钉(Segmüller),原理是融合骨面远端骨髓腔的螺纹与固定螺钉螺纹相匹配,而近端的骨腔则较螺钉大(图Ⅱ-1-26)。拧紧螺钉,对合可靠稳定,但在局部小范围内手术,技术上较复杂。此法用于手术处理范围较大的拇掌指关节比长指近端指间关节更适合。其他固定方法(如克氏钉)虽不理想,仍宜选用。常用而手术操作较简单的克氏钉交叉固定,注意钉要穿过骨皮质(图Ⅱ-1-27),进出点离关节面约 0.5 cm,交叉点不宜在骨切面,以免影响稳定。第一钉就要达到骨面妥贴对合。克氏钉稳定性不如上述压缩螺丝,尤其有显著疏松时,如局部条件许可,可附加第 3 根克氏钉。术后一般要固定6～8 周。

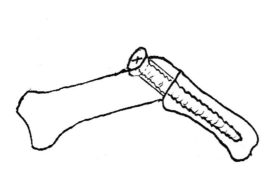

图Ⅱ-1-26　紧缩螺丝钉(Segmueller)

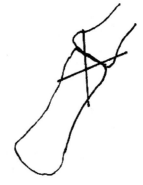

图Ⅱ-1-27　近端指间关节双克氏钉交叉固定

其他固定方法还有加压骑缝钉,AO-小钢板,金属丝收紧固定,压缩钛钢板,指外压具(Spanner)等。

较大骨缺损(如人工关节取出后),可予植骨,以骨钉作关节固定,但仍宜附加钢丝等固定为妥。

(2) 拇掌指关节、指间关节固定术:掌指关节可取伸直位(或最多不超过10°屈曲位固定),并外展、外旋各15°,以与长指对合,如屈曲过多,难免末节过伸。常见的拇90°/90°畸形(纽孔畸形),如掌指关节固定于伸直位,指间关节若无破坏,过伸有可能从而自动矫正。仅当指间关节严重破坏,侧韧带不稳定或脱位、半脱位时,才考虑拇双关节固定,而腕掌关节保持活动度仍为前提。

(3) 长指远端指间关节及远近端指间关节双关节固定术(如纽孔畸形):因类风湿关节炎罹犯远端指间关节少,故单独远端指间关节固定指征较少(银屑病关节炎例外)。取伸直位,或最多屈曲10°,如近端指间关节、掌指关节有屈曲障碍,可增加屈曲度。可用克氏钉由指尖插入固定,亦可将中节远端修尖后插入远端指骨髓腔(图Ⅱ-1-27)。双关节固定,可用克氏钉纵行固定,并可附加一斜行走向的克氏钉加固(图Ⅱ-1-28)。指尖处的克氏钉可紧靠皮肤切断,使残端埋于皮下,以防止感染并减少对活动锻炼的干扰。

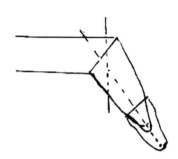

图Ⅱ-1-28 手指中/末节双指间关节固定

上述方法亦可用于拇掌指与指间双关节固定。

参考文献

[1] ARO Rheumaorthopädie [M]. Steinkopff Verlag, 2005.

[2] Gschwendt N. Die operative Behandlung der chronischen Polyarthritis [M]. Thime Verlag 2. Auflage, 1977.

[3] Jerosch J, et al. Knieendoprothetik [M]. Springer Verlag, 1999.

[4] Jüsten HP, et al. Operative Therapie der rheum. Hand [J]. Orthp. Praxis, 8(2000)457 - 464.

[5] Larsen, Dale, Eck. Radiographic evalution of rheumatoid arthritis and related conditions by standard reference films [J]. Acta Radiol Diagn. 1977, 18: 481 - 491.

[6] H. Milch. The resection-angulation operation for hip-joint disabilities [J]. J Bone Joint Surg Am 37 - A, 699 (Jul, 1955).

[7] Mittelbach H. R, et al. Die verletzte Hand [M]. Springer Verlag, 1979.

[8] Mödder G. Die Radiosynoviorthese in Rheumatologie und Orthopaedie [M]. Satz + Druck: Warlich Druck und Verlags. mbH, 1995.

[9] Müller W. Die Synoviorthese Folia rheum [M]. Geigy, 1979.

[10] Nogler M. Minimalinvasive Hüftendoprothetik über den direkten anterioren Zugang [J]. Orthopaedie / Unfallchirurgie (Kompendium Thieme), 1(2009)22 - 23.

[11] N. Thiranont, P. Netrawichien. Transpedicular decancellation closed wedge vertebral osteotomy for treatment of fixed flexion deformity of spine in ankylosing spondylitis [J]. Spine (Phila Pa 1976), 18, 2517 (Dec, 1993).

[12] Tillmann K. Dringliche Operation-Indikation in der Rheumaorthopädie [J]. Z. Rheumatol, 44(1985) 26 - 29.

Ⅱ.2　腕关节类风湿关节炎

2.1　诊断

2.1.1　发病率、病理、临床诊断

　　腕关节由桡、腕间及远端桡尺关节组成。腕关节是类风湿关节炎较早期罹犯的关节,罹犯率可达 2/3 以上,10 年病程以上者,X 线片几乎 100％ 均有病变显示。虽然肩(旋转)、肘(屈曲)与手的功能有密切关系,但腕关节仍为手、手指活动的相关关键关节。除一般炎症肿胀(图Ⅱ-2-1)、疼痛、关节活动障碍外,尚有其局部病变特点。而病变常首先侵犯远端尺桡关节,尺侧伸腕肌腱。所谓尺骨小头综合征(图Ⅱ-2-1,彩图 4,7),尺骨小头向背侧移位凸起,按压时出现弹跳(琴键征),前臂旋转机械摩擦与肌腱滑膜炎可有尺侧伸肌腱疼痛,并可

致小指,或中环指伸肌腱断裂,但伸肌第一格(外展拇长肌与伸拇短肌)鲜有罹及。屈拇长肌在腕管可被舟骨结节挤压,尺侧伸腕肌向掌侧移位,丧失尺侧的稳定作用,加上桡骨关节面解剖上存在掌/尺侧不稳因素(掌/尺侧双凹),舟/月骨间韧带破坏,使舟-月分离,加上骨破坏致腕中央柱不稳,近排腕骨向尺侧移位。远排腕骨向桡侧移位,尺骨向背侧移位等使手倾向旋后,桡腕关节病变使整个腕骨向掌侧移位,伴腕掌屈。骨与软骨的破坏,腕骨高度降低,伸肌腱功能进一步减弱,关节囊、韧带的稳定作用亦减弱。尺侧伸肌腱向掌侧移位,尺侧力减,从而桡侧肌占优势,远排腕骨连同掌骨基部桡倾,腕部畸形又是参与掌指关节尺倾的重要动力学机械,从而出现乙字形畸形(图Ⅱ-2-2)。虽然病变与畸形显著,但患者常有超常的代偿能力,这也是延误手术的重要原因。

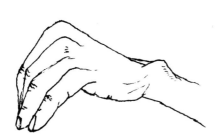 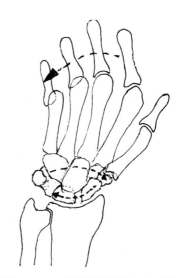

图Ⅱ-2-1 尺骨小头征(小头凸起) 　　图Ⅱ-2-2 掌指关节尺倾,舟-月分离
第1排腕骨尺倾,第2排腕骨桡移

2.1.2　其他诊断措施

X线图像按拉森(LDE)分级(0—Ⅴ)

在腕部拉森X线分级又有较细的指标(Alnot)如下:

0级　无变化。

Ⅰ级　脱钙、肿胀。

Ⅱ级　边缘侵蚀,关节间隙轻微狭窄、舟/月脱位,腕骨开始桡倾,远端桡尺关节脱位、半脱位。

Ⅲ级　关节间隙狭窄,桡骨、中份腕骨侵蚀,冠面不稳(尺骨移位指数>0.31[正常值0.28±0.03(Chamay)];腕骨高度指数<0.51[正常值0.54±0.03(Young)等],远端桡尺关节脱位,无矢面不稳。

Ⅳ级　单一或多关节僵直:

a. 矢面不稳(掌/背侧骨间不稳,桡月角>15°(属正常)。

b. 桡尺关节僵直、稳定或伴舟状骨嵌插。

Ⅴ级　关节严重破坏:

a. 脱位、不稳。

b. 桡腕关节僵直、稳定。

超声波可选背侧纵/横两切面。

滑膜炎、积液示回声图像减弱,纤维素渗出示回声图像密集。肌腱滑膜炎示占位区内减弱的疏松回声图像,横切面可见肌腱晕轮。对肌腱断裂的诊断,即使用分辨率高的声波探头,阳性率亦仅达50%,但对骨表面轮廓线的侵袭所致断裂可作出早期诊断。

2.2　手术治疗

根据类风湿炎症病变的不同程度,选择预防性和重建性的不同手术,预防性手术指LDE在Ⅲ级以下,多同时作肌腱滑膜切除;后按病变破坏加重程度考虑附加尺骨小头切除、关节成形术。桡尺不稳可作桡尺关节固定,矢面不稳定作月骨复位、植骨、桡尺固定,桡伸腕肌移植于尺侧伸腕肌,以防止尺骨断端与桡骨碰撞及桡倾等。最后有人工关节置换;部分乃至腕关节完全融合固定等。

2.2.1　腕关节滑膜切除术

(1) 指征:药物等保守治疗(包括放射滑膜清除)8～12周(旧常规为6～9个月)后仍有关节肿胀、疼痛时;X线0～Ⅱ级(LDE)尚无骨、软骨侵蚀破坏病变,韧带无损,宜尽早手术,清除关节、肌腱具免疫反应的炎症滑膜。关节囊大量感觉神经末梢一并切除可减痛,减少屈肌挛缩。因解剖上腕关节狭小,又不能同时进行肌腱滑膜切除及软组织重建,故关节镜、微创手术使用受限。病变早期,滑膜切除为一单独重要手术措施(亦可经关节镜进行),但病变进一步发展,则为一重要的附加措施。

(2) 手术技术:手背由桡骨经腕关节向第3掌骨作略呈S形纵切口(图Ⅱ-1-7),勿伤桡神经皮支与静脉。尺侧切开伸肌支持带,门扇状向桡侧翻开,关节囊作U形切口,根据肌腱滑膜炎状况,一般要切开第3～6伸肌格(示、中、环、小指伸肌)与第2伸肌格(伸拇长肌),桡骨结节修整光洁,切开腕关节,并于桡/尺关节软骨盘近/远端清除炎症组织。软骨盘如有破坏,亦予切除。清除桡腕、腕骨间关节滑膜,在伸肌腱下方略紧缩缝合关节囊,使之增强,以增加腕背侧稳定性。伸肌腱移置皮下,以减少伸肌腱自发断裂机会,但腕屈/伸活动度可能减少30%左右。切断骨间后神经有减痛之效。另一种可能是将伸肌支持带作旗状切开(图Ⅱ-2-3),远端半叶置于伸肌腱下方,防止关节炎症侵袭致自发性断裂。但保留近端伸肌支持带,以防止腕背伸时出现"伸肌腱弓"。向掌侧移位的尺侧伸肌腱复位后,可以旗状伸肌支持带襻固定。清除腕骨间滑膜,注意勿伤小关节面与骨间韧带,以免腕骨半脱位与继发性关节僵直。向背侧移位的尺骨小头,可以关节囊片条固定于桡骨,术后石膏固定2周。滑膜切除术必要时要合并进行尺骨小头切除与肌腱移位术。

2.2.2　尺骨小头切除术(参见图Ⅱ-2-4,Ⅱ-2-5)

为风险小,主/客观均能获较满意结果的手术。指征为LDE Ⅱ/Ⅲ级以上,尺骨小头侵袭破坏,局部肿胀,远端桡/尺关节不稳,尺骨小头向背侧凸起(彩图4),前臂旋转受限、疼痛,对远端桡/尺关节起重要稳定作用的尺侧伸肌腱向掌侧移位。

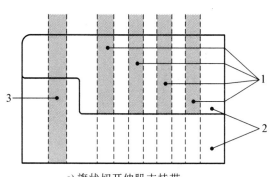
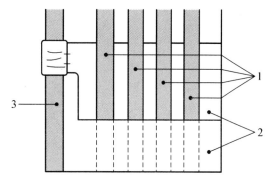

a) 旗状切开伸肌支持带　　　　　　　　　b) 伸肌支持带远端部分置伸指肌腱下方，近端部分
保留原位，旗状伸肌支持带包绕尺侧伸腕肌腱

图Ⅱ-2-3　伸肌支持带成形术(示意图)
1. 指伸肌腱　2. 伸肌腱支持带　3. 尺侧伸腕肌腱

取前臂尺侧直切口，倒"L"形或"S"形切口。小头切除有改善旋转功能之效，一般切除不宜超过 1.5 cm，若切除过多，可致腕尺倾增加。残端要修圆，以关节囊或其他软组织覆盖并复位固定。亦可以伸肌支持带制成缰绳将尺侧伸腕肌腱捆绑于尺骨残端；如缺乏上述可资利用的软组织，亦可利用桡侧伸腕肌腱。术后减痛＞80%，尤其是旋转痛减轻显著，但有不稳、尺倾等可能。可将桡侧伸腕肌腱近断端，经桡骨穿孔由尺侧穿出，以固定尺骨，也可按病变进展严重程度，个别可附加桡-腕关节部分融合固定或肌腱移位。

术后处理：前臂石膏固定 5 天，痛减后逐渐增加旋前、旋后活动。

2.2.3　尺骨小头切除后肌腱移位

桡腕关节病变在 LDE Ⅲ级以下，为防止尺骨小头切除后的不稳与尺倾，可将桡侧伸腕长肌或短肌腱之半，固定(或编织)于尺侧伸腕肌止点。

术后以掌侧前臂石膏固定 10 天，术后 1~2 天即可开始谨慎的医疗体操活动锻炼(辅以手指活动支架)。

2.2.4　部分桡-腕关节融合固定术：包括桡/月关节或桡腕(近排)关节固定

对腕关节病变的类风湿关节炎患者，若尚能保持其一定活动度，则对于对侧腕关节固定、肘关节屈/伸活动限制、肩关节旋转功能丧失、屈伸肌肌力减退等造成对日常生活活动的受限者均有一定代偿作用。

（1）**桡-月关节融合固定术**

1）指征：桡腕关节破坏(LDE Ⅲ级以上)，关节囊、韧带等软组织不足以稳定腕关节，但桡骨与舟骨间及月骨旁各腕骨之间软骨尚相对无损，而且尚保持一定活动度为条件。

2）手术技术：除腕关节滑膜切除、尺骨小头切除外，切除桡骨与月骨的关节面，月骨复位以小钢板(图Ⅱ-2-4)或 2 只 U 字形钛骑缝钉固定月骨与桡骨。如有明显骨缺损，可取尺骨小头的松质骨填充。中长期可达到减痛及相对满意的腕活动度。腕桡倾与尺骨移位得以相对稳定，但长期仍存在畸形复发，腕间关节继发变性病变，故对较严重破坏与不稳定者仍宜选用下述扩大的桡腕关节固定，或全腕关节融合固定。

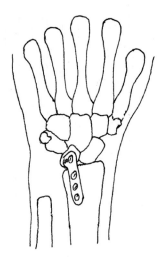 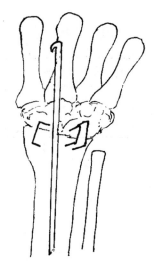

图Ⅱ-2-4 桡-月关节小钢板固定，图中可见尺骨小头已摘除　　图Ⅱ-2-5 桡、腕、掌关节固定(Mannefeld)

3) 术后处理:前臂与腕石膏夹板固定至伤口愈合,后换前臂与腕石膏筒 4 周,手指各关节则手术后即开始主/被动活动。

(2) **桡-舟-月关节融合固定术**

1) 指征:桡腕关节破坏,但腕骨间,主要为腕骨第 1 或第 2 排之间(特别是月骨与头状骨之间)关节尚属完好者。

2) 手术技术:类似桡/月关节融合固定手术,融合桡、月、舟骨关节面,此等扩大的桡腕关节融合固定,腕关节可达到较长期稳定、减痛与可接受的活动度,如肌腱活动功能尚佳,合并第 1 或第 2 排腕间关节成形术,还不失为全关节固定术或人工关节置换前的另一选择,对较年轻患者尤具优点。

2.2.5　全腕关节融合固定术

(1) 指征:对多关节病变的类风湿关节炎患者,就生物机械学而言,腕关节固定并非理想选择,但若关节破坏严重,LDE Ⅳ级以上,腕骨向掌侧及尺/桡侧脱位,手指尺倾,但又缺乏作腕关节部分融合固定或关节成形术的条件,且不宜作人工关节置换者,诸如长期激素治疗,严重骨吸收及残毁病变,预期置换后早期即可能出现松动;腕伸肌损害,高度功能不全,且缺乏代偿性肌腱移植可能;关节化脓感染史或皮肤条件差;少数单侧腕关节损害,年轻(50岁以下),需从事体力劳动者(及不合作患者)仍有其指征。

腕关节固定的位置对术后手的功能意义重大,如双腕固定,为处理个人卫生(上厕、洗漱、上/卸钮扣等)一侧固定宜取 0°中立位或掌屈、桡屈各 10°,另一手为进示、书写、握手、持物等可固定于背伸 10°～15°或 0°中立位,不宜有桡/尺倾。如仅一侧腕固定(对侧腕功能尚佳),一般可取背伸 10°—15°或 0°中立位,选择时还要考虑要做手术的手是主手还是副手,故术前以石膏将腕固定于术后要求的位置,模拟其术后功能状态后作出适当决定。要尽量保留尺侧腕骨间关节及第 4/5 掌骨与腕骨关节的活动度,以保持拇与环/小指对合可能。

(2) 主要有如下手术固定方法:

1) 钢钉固定(Mannefeld)(图Ⅱ-2-5):腕背侧纵切口。钢针由第 3 掌骨远端约 1/4 处进入,如髓腔较细,入口要略移向近端,矫正向掌侧移位的腕骨,X线正侧位图像确定无穿孔后钢针进一步进入桡骨,达离关节面3~5横指处。滑膜切除,尺骨小头切除,伸肌腱处理等不赘述。切除桡骨远端、腕骨间与第2、第3掌骨近端关节软骨,填入取自切下的尺骨小头的松质骨。桡-腕骨间用力加以压缩后桡-腕骨间附加2~3只骑缝钉固定以防止旋转。缝合各层软组织。严重腕屈曲畸形可适当切骨矫形,以达腕中立位;大量骨缺损或因术后伸肌比术前相比过长者,可附加腕植骨延长。

2) 钢板固定:暴露桡骨近端离关节面约8 cm,暴露腕骨与第3掌骨、腕关节背侧有一凹度,故要凿平桡骨背侧与腕骨背侧凸起部分,所获骨质可供植骨用。钢板远端比近端薄弱,可选用细螺钉,近段则用较粗螺钉固定。尽可能在钢板上方缝合关节囊。其他手术步骤参上述钢钉固定等。

钢钉与钢板固定的优缺点:钢钉固定手术较简单、稳定;较严重骨质疏松亦无碍;骨丧失量少,金属固定物取出易,不必再手术。但随后若短时间内作掌指人工关节置换,空间上有不良影响,此时则以钢板固定为宜;钢板固定手术较烦琐,因钢板占位抬高,对伸肌腱断裂重建可能有不利影响。

术后处理:前臂掌侧石膏夹板固定2天,以后6周仅部分时间置于夹板,尽早活动手指、掌指与肘、肩关节。

3) 背侧带蒂骨片植骨固定法(图Ⅱ-2-6):远端桡骨凿一近端带蒂骨片,掌骨近端亦凿一连同腕骨背侧骨片的带蒂骨片,两者上翻,在桡-腕与腕骨间植入碎骨(取自切除的尺骨小头),上/下凹槽植入一骨盆骨缘取出的带皮质骨片后,向下复原带蒂骨片,缝合关节囊,伸肌支持带于伸肌腱下方缝合(如前述)。术后上臂至掌指关节石膏固定,4周后换前臂至掌指关节石膏至8周。尽早开始手指、肘、肩关节活动锻炼。

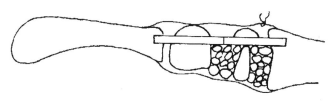

图Ⅱ-2-6 背侧带蒂骨片,腕关节固定术(Abbott)示意图

2.2.6 腕关节切除成形术

为保留腕关节适当活动度有切除成形术与切除-插入物-成形术两类:

(1) 腕骨切骨后瘢痕形成成形术:腕关节屈曲挛缩,尺骨远端向背侧移位,可作尺骨小头与桡骨远端切除,使手处功能位,略牵伸腕关节,以克氏针固定关节3~4周,待瘢痕(作为插入物)形成后作功能锻炼。

(2) 腕关节-插入物-成形术(或结合桡/腕关节部分融合固定术):根据桡腕关节及腕间关节病变程度可作部分或全腕关节切除,插入伸肌支持带或筋膜作插入物关节成形术;关节成形术,尤其插入物成形术与硅树脂持距体(斯旺森人工关节)比较,手术较为烦琐,手术技巧要求较高。

插入物可置于桡骨与第一排(近端)腕骨之间,插入片前方与掌侧关节囊缝合,背侧缝合固定于桡骨背侧的钻孔眼;插入物宜可置于腕骨第1/第2排(近/远端)腕骨之间,后者还可与桡-腕关节部分融合固定术(如前述桡-舟-月关节固定术)结合,以期既增加稳定性,又保持腕关节一定活动度。术后确有减痛,关节保持一定活动度之效。但长期效果不理想,诸如骨吸收、不稳、矫正的畸形复发等,与人工关节及全关节融合术比较,其指征(尤其桡骨与近端腕骨间插入物成形术)显著受限,多仅保留于人工关节感染等失败后作为退路。

2.2.7 腕关节切骨矫形

由于关节成形术长期效果不理想,在人工关节置换与腕关节固定术之外,还有两种切骨矫形可能。

(1) 桡骨远端切骨矫形(亦可视为关节骨端单侧切骨的关节成形术)楔形切骨量的多寡,按所需畸形矫正的角度大小而定。术毕以2克氏钉交叉固定,前臂石膏固定6周,尽早开始手指活动锻炼,8周后拔除克氏钉,开始腕关节活动锻炼。

(2) 腕骨部分切骨矫形:多取切除第1排腕骨及远排腕骨近端。手术较简单,但矫正角度比桡骨远端切骨为小。因腕骨骨质松软,对合后愈合常较顺利,可不用克氏钉固定,以中立位石膏固定4周后即可开始活动锻炼,夹板固定至伸肌力加强为止。必要时作肌力均衡重建手术,如延长挛缩的屈肌腱或移植屈肌腱于伸肌。

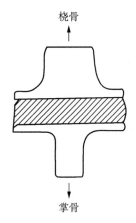

图Ⅱ-2-7 斯旺森硅树脂持距体

2.2.8 腕人工关节置换

(1) 20世纪70~80年代最广泛应用的硅树脂人工关节(斯旺森持距体)(图Ⅱ-2-7)。中/短期效果令人鼓舞,术后均能减痛,畸形得以矫正,并保持关节一定活动度。但5年后则出现诸多问题,如因不能抵挡作用于腕关节之力,会出现茎部弯曲,材料磨损、疲劳性断裂;硅树脂磨损微粒引起滑膜炎与囊肿样骨吸收;腕稳定性可能再度丧失,又出现疼痛性功能障碍。虽随后有不少改良,如增强硅树脂硬度,只容有屈/伸活动等,但问题未获得根本解决。

20世纪70年代还出现一系列构造不同的腕人工关节,材料为金属对金属(如钛、铌合金)或金属-塑料组合,诸如GSB、VOLZ、Meuli、Figgie、梅沃医院(Mayo-Klinik)的双轴人工关节、Gueper人工关节等。GSB为轴链密接匹配型(除屈/伸外尚有尺/桡15°活动可能(图Ⅱ-2-8)。

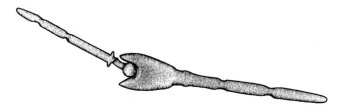

图Ⅱ-2-8 GSB型腕人工关节

多为双茎,个别改为单茎(VOLZ型),可用骨胶(GSB、Figgie)固定,或不用骨胶(如VOLZ、Meuli型)。GSB型术后松动率高,还有茎断裂,乃至第3掌骨断裂等并发症。Meuli

改良型固定茎取偏心位,以期改善不良旋转中心,但失败率仍高达 22%。Figgie 等(1977)榫-凹 3 球面型人工关节(骨胶固定)有防脱位优点,但两关节面高度匹配限制,X 线随访出现透亮缘达 20%,还有腕骨部件移位等问题。双轴人工关节与 Guepar 型关节面匹配限制较小,较符合腕生物机械学原理,但固着处所受应力仍太大,松动问题并未完全解决。

Schile 等 20 世纪 80 年代采取部分匹配限制的关节面,重建旋转中心的设计。

90 年代模拟腕关节面解剖的设计,具双轴自由活动度,固着部受力减少,但又存在假体与桡骨形状不相匹配,远端关节轴安全环太弱等问题。

近年出现的可调换生理性腕人工关节(MPH-Link ®),金属为钛铌合金,可选择与患者腕关节结构相符的型号,且便于以后可能的替换,桡骨与腕骨的倾角减至 10°,增加假体对类风湿关节炎病理性软组织失衡的稳定性,远端关节轴加套以避免钛的磨损,桡骨假体内置盘材料为聚乙烯(图Ⅱ-2-9)。

(2)指征:腕关节破坏,属 LDE Ⅳ、Ⅴ级,或伴腕脱位、半脱位、屈曲挛缩、关节僵直,伴疼痛、功能障碍;司关节活动的肌力尚存或能经手术代偿,软组织不均衡尚能矫正;多关节,包括对侧腕关节与手指关节存在病变与功能障碍。

(3)禁忌证:诸如感染、皮肤条件不良、严重骨缺损等不适于人工关节置换者。

(4)人工关节置换手术技术:各型腕人工关节在关节暴露、切骨、人工关节植入等有其共同点,现仅以 GSB 型(图Ⅱ-2-8)为例略述如下。但不同型腕人工关节各有其结构特点,手术自然应与之相适,在此不再分别赘述。

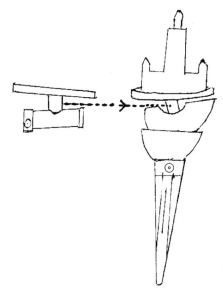

图Ⅱ-2-9 MPH 人工腕关节

手背纵形切口如腕关节滑膜切除术,切开伸肌支持带、关节囊等,远端切除近排腕骨,保留舟骨远端及头状骨远端 1/2,切骨线远端呈凸形,而近端的桡骨远端则平切,以骨胶固定插入桡骨与第 3 掌骨的假体茎。多数需附加肌腱移植重建,以改善软组织均衡。

术后石膏固定至伤口愈合,开始医疗体操锻炼及职业与生活促适措施,并使用动态夹板(参见Ⅱ.11康复)。

人工腕关节屡屡出现新设计,说明人们对人工腕关节进步的孜孜追求,但另一方面也说明它与期望的完善尚有较大差距。现状是人工腕关节设计的成熟度及长期效果尚远不能与人工髋、人工膝关节比拟。本书作者认为除严格掌握指征外,宜选择切骨量少,不用骨胶的人工腕型,以期为失败后的退路提供较佳条件。

2.2.9 类风湿关节炎手、腕部需优先处理的并发症[参见Ⅱ-1.2.2(1)]

(1)神经压迫综合征

1)腕管综合征:类风湿关节炎患者的发病率约25%~60%,典型征象为桡侧3½手指麻木感,手部夜痛,负荷痛(屈>伸)等。类风湿关节炎患者大鱼际肌萎缩并非均因废用所致,亦可能因正中神经受压之故,运动方面可出现对掌障碍等。诊断除临床外可辅以神经传导

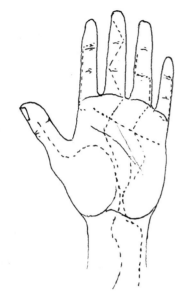

图Ⅱ-2-10 手、掌部各种切口(手指内、外侧切口位于侧中线)

速度测定等。神经受压原因有屈肌腱滑膜炎、风湿结节、腕关节炎、腕骨半脱位等,宜及早滑膜切除、减压。因病变常延伸至前臂远端,故 S 形切口应能按需要适当延长(图Ⅱ-2-10)。在掌长肌内纵形切开屈肌支持带,勿伤正中神经肌支与皮支。因压迫主要由外来的炎症等病变所致,若无显著缩窄现象,彻底清除病变滑膜即可。本书作者曾于术中见神经外膜增厚、充血。手术显微镜下可见多处小血肿,乃松解神经外膜,至可见清晰神经小束为止,不作进一步神经松解。

2) 腕居永管(Loge de Guyon)尺神经压迫综合征:它比肘部尺神经压迫少见(约 1:10),由类风湿关节炎所致者亦不多。压迫原因有尺侧屈腕肌腱滑膜炎、腕骨半脱位、豌豆骨炎症破坏等。管之尺侧为豌豆骨,桡侧为钩骨钩突。尺神经沿尺侧屈腕肌桡侧进入居永管,并分出感觉与运动支,神经受压可出现小指与环指尺侧麻木,小鱼际肌力减弱,手指间夹纸乏力,乃至小鱼际肌萎缩。

手术切口可取由小鱼际内侧,然后经腕向前臂尺侧作 S 形延长(图Ⅱ-2-10),在尺侧屈腕肌与豌豆骨桡侧,切开掌横韧带延伸部(管顶),暴露尺神经,清除炎症滑膜,腕骨复位,或摘除破坏的豌豆骨等。

(2) 肌腱自发断裂:典型临床征象为手指突然伸屈不能,但要与肌腱滑向指间沟、炎症罹及屈肌致屈/伸限制等鉴别。

类风湿关节炎病变罹犯手部肌腱者达 40%～70%,伸肌腱断裂比屈肌腱断裂为多见(6:1,甚至 11:1)。尽早手术为治疗原则,以免断端回缩,增加困难。

1) 伸肌腱断裂:最常见为伸小指肌,除肌腱滑膜炎外,常与尺骨小头综合征有关,则需将尺骨小头一并切除,残端以肌腱包绕。拇、示指伸肌腱断裂居次位,与骨凸起,如桡骨背侧结节(Lister)凸起所致磨损有关,需修平骨凸。肌腱断裂如病变部分切除后缺损<2 cm,或断裂在 2 个月之内,则不完全排除直接端缝合可能,但此种机会甚少,一般宜考虑取游离肌腱(掌长肌、跖肌、第 4 趾伸肌腱等)移植,因系无血供肌腱,宜连带腱系膜移植,以利血管长入。因易致粘连,且要另作切口,不被多数术者看好,故邻近健好肌腱移植应用较广,最常用者为示指固有伸肌。如多个伸肌腱断裂,单独示指固有伸肌,可能力量不足,可将断腱与伸指总肌侧侧缝合,或端侧缝合于中指伸肌腱等。但不宜使用伸腕肌,以免影响伸腕力。但腕关节固定术后属例外,则可加以利用。(切口参考图Ⅱ-1-7)。肌腱缝合的方法,如选端端、包绕或端侧缝合等并不重要。重要的是适当的肌张力,拇宜取伸直或过伸位;腕宜取中立位,因腕若取伸位,伸拇肌松弛,致腕屈位时伸拇肌紧绷。术中应作张力测试,张力理想后才完成缝合。

2) 屈肌腱断裂:虽多数文献报道比伸肌腱断裂少,但也并非很少见,处理上有其特殊性与难度。屈指深/浅肌腱走行于纤维腱鞘(无人区)内及环状韧带下,屈肌腱鞘居掌骨头部至近端指骨中份,其中可有两个环状韧带加强部,在近节骨头部与中节指骨中部尚有一环状韧带。拇环状韧带在掌指关节与近端指骨远端;交叉韧带主要在指骨基节中部,腱鞘远端以及中节指骨基部。

在坚韧的腱鞘及环状韧带下屈肌腱滑膜炎的肿胀使肌腱活动受阻,出现"弹响指",要准确将狭窄弹响处定位。如切开腱鞘、环状韧带后弹响征仍未消除,要注意切开交叉韧带所致阻滞。在可能条件下保留小部分不导致弹响的腱鞘或环状韧带,以免完全切开后出现的"弓状腱"。肌腱反复磨损可致断裂,断裂延迟处理难度更大,故应属紧急手术范畴(切口参图Ⅱ-2-10)。首先应作彻底滑膜清除。如断裂在屈肌腱鞘区(无人区),因术后粘连致肌腱活动障碍,故不宜在此区作肌腱直接缝合,可作肌腱移植(如用环指屈指浅肌腱)。如浅肌腱完整存在,可切除断裂的深肌腱,并作远端指间关节融合。拇、示指屈肌腱断裂常见于腕部。舟状骨结节,其次大多角骨、月骨、头状骨凸起等常为断裂的重要原因。故除清除炎症滑膜外,要修平骨凸。断端回缩不多能作端端缝合的机会不多,如仅浅肌腱断裂,可不予缝合处理,如深肌腱断裂,可将远端缝于浅屈肌,或以邻指屈指浅肌腱移植于深肌腱远端。如拇指指间关节有破坏,则指间关节固定为妥。掌部无人区近端的屈肌断裂,可与邻指屈肌腱作侧侧缝合。手指部屈肌腱断裂,如为浅肌腱断裂,可将其近断端固定于中节指骨基部或近端指间关节,以预防鹅颈畸形。屈指深肌腱断裂,断端如阻碍浅肌屈曲功能,可切除深肌腱,可作远端指间关节腱固定(远断端固定于中节指骨)或关节融合固定为妥。

肌腱手术后,尤其是游离肌腱移植后,于功能位石膏固定 3 周,后辅以动态支架作活动锻炼(参Ⅱ-11《康复》章)。

参考文献

[1] ARO Rheumaorthopädie [M]. Steinkopff Verlag, 2005.

[2] C. M. Ward, T. Kuhl, B. D. Adams. Five to ten-year outcomes of the Universal total wrist arthroplasty in patients with rheumatoid arthritis [J]. J Bone Joint Surg Am 93, 914 (May 18, 2011).

[3] Gschwendt N. Die operative Behandlung der chronischen Polyarthritis [M]. Thime Verlag 2. Auflage, 1977.

[4] Huber W. et al. Verschiedene Kanülierten Schrauben zur Arthrodese des Rückfußes [J]. Orthop. Praxis, 5(2005)245 - 253.

[5] Jerosch J, et al. Knieendoprothetik [M]. Springer Verlag, 1999.

[6] H. Milch. The resection-angulation operation for hip-joint disabilities [J]. J Bone Joint Surg Am 37 - A, 699 (Jul, 1955).

[7] Mittelbach H. R, et al. Die verletzte Hand [M]. Springer Verlag, 1979.

[8] Müller W. Die Synoviorthese Folia rheum [M]. Geigy, 1979.

[9] Nogler M. Minimalinvasive Hüftendoprothetik über den direkten anterioren Zugang [J]. Orthopaedie / Unfallchirurgie (Kompendium Thieme), 1(2009)22 - 23.

[10] Tillmann K. Dringliche Operation-Indikation in der Rheumaorthopädie [J]. Z. Rheumatol, 44(1985) 26 - 29.

Ⅱ.3 肘关节类风湿关节炎

  类风湿关节炎罹犯肘关节的病例有 1/2 至 2/3,肘关节由肱、桡、尺构成的复杂 3 关节结构,炎症病变致 3 关节的功能协调受扰,出现病障。临床较早出现运动障碍。伸直障碍比屈曲障碍多见。

3.1 肘关节滑膜切除术与附加手术

3.1.1 传统关节切开滑膜切除术

  (1)指征:药物、保守疗法无效,仍有疼痛、功能障碍者。尺神经刺激与桡神经骨间后支受压致伸腕、伸指功能障碍更为绝对指征。晚期肱尺关节有明显破坏时,滑膜切除已不属早期处理,但附加滑膜切除仍有其一定效果。

(2) 手术:取桡背侧 S 形切口,旋转前臂定位桡骨小头,切口经桡骨小头向肱骨外上髁与鹰嘴之间延伸。桡侧伸腕肌腱止点与下方的肘后肌(M. anconaeus)分别作切割。在桡侧伸腕短肌与伸指总肌之间进入关节,前臂旋前/旋后清除桡骨小头附近炎症滑膜,直达桡骨头环状韧带。拉开桡骨小头暴露肱尺关节,清除滑膜。伸直肘关节清除后方鹰嘴凹与桡尺关节炎症滑膜。缝合上述被切割的肌止与肌肉。石膏夹板固定 5～7 天后开始活动锻炼,仅于夜间以石膏夹板固定 10 天。若有尺神经刺激征,可于尺神经沟处另作一切口,清除尺神经周围滑膜组织,并将尺神经前移减压。若无明显破坏,不宜常规作桡骨小头切除。

手术结果优/良者达 2/3。1/3 病例术后止痛效果显著;结果不理想者多因病变桡骨小头未予切除或尺神经未获适当处理者。

3.1.2 经关节镜肘关节滑膜切除与桡骨小头切除术

优点为创伤小,术后即时开始积极的主/被动活动锻炼,利于防止术后粘连。

手术:可取背卧、腹卧或侧位,区域麻醉或全麻(一般均用止血带),宜选用标准 30°/5 mm 关节镜,配备触钩、电凝钩、抓钳、摆动式小刮刀或激光系统,肘关节穿刺、注入冲洗液以扩张关节,使套管针易进入关节,由肱外上髁、桡骨小头、鹰嘴中心处作皮肤刺口,血管钳钝性撑开软组织,套管-套针进入鹰嘴凹,插入关节镜镜头。在此切口近/内方约 2～3 cm 处另作一切口插入滑膜切刀,先靠骨缘作滑膜切除,然后作前方、尺侧滑膜切除。关节镜改插向近端,远端另一切口放入滑膜切除刀,作背侧滑膜切除。肘伸直障碍可藉铣刀或细骨凿清除鹰嘴处骨赘,如为屈曲障碍,则要去除喙突处病变赘生物。

病变较重,关节周软组织多较松弛,清除桡/尺关节背侧滑膜无大困难,如有桡骨小头切除指征者,若骨质疏松,可经关节镜以较大的咬骨钳予以摘除,坚实的桡骨小头,可扩大切口或需于桡侧远端另作一切口以摘除桡骨小头。

病变早期因关节软组织张力大,而肘关节腔狭小,若有关节挛缩,更难以达到清晰暴露,且技术繁复,对术者的经验要求较高,故肘关节镜手术仍属较少使用的方法。

3.1.3 桡骨小头切除术

(1) 指征:LDE Ⅲ级以上病变宜作桡骨小头切除。桡骨小头病变起始于桡骨小头与肱骨关节处,韧带松弛,肱二头肌挛缩,桡骨小头向前半脱位,伴肘关节活动障碍。加阻力(二头肌紧张收缩)屈肘,X 线片可示桡骨小头半脱位。

(2) 禁忌:发育年龄骨骺尚未封闭患者,因可能导致远端桡尺不等长,并致严重桡倾,肱尺关节显著不稳。但过于严重的关节破坏或关节僵直,切除术有时也难以达到功能改善与止痛效果。

(3) 手术:切口如肘滑膜切除术或从桡骨近端至肱骨近端作直切口,于桡侧伸腕短肌与伸指总肌之间进入关节,于环状韧带近端处切除桡骨小头约 2 cm。慎勿伤桡神经,它紧靠于切骨线远端走行。

(4) 手术结果:LDE 4—5 级作滑膜切除加桡骨小头切除,5～6 年效果甚满意,达到无痛与功能改善。术前疼痛在肘桡侧(桡肱、桡尺关节),旋转障碍明显者,手术效果明显;术前疼痛居内侧(肱尺关节),屈/伸活动限制为主者,助益较小。

桡骨小头切除,可致肱尺关节负荷增加,70%手术优良结果,6年后降至45%,可能为主要原因。桡骨小头切除对远端桡尺关节可能有影响,若术后仅有桡骨轻度向近端移位很少有症状,不足为虑;如术后出现腕痛与旋转等功能障碍,或尺骨小头综合征加重则属不良影响,但类风湿关节炎患者已作远端尺骨小头切除则其影响就很小了。

3.1.4 滑膜切除与桡骨小头切除术后处理

术后3天即可开始主/被动活动锻炼,1周后开始职业、生活促适治疗。术后10～14天多已能恢复较佳活动范围。肌止点切断再固定者,在术后4～6周内作肘部肌肉锻炼时要固定肘关节。注意肩关节活动锻炼。

3.1.5 桡骨小头假体

为避免桡骨小头切除后的不良效果,有人以硅树脂假体作桡骨小头置换,但并不能改善肘生物机械学,并可出现桡骨残端溶骨、假体脱位或碎裂以及硅树脂滑膜炎等一系列并发症。但有人于关节切除术中,以盘状硅树脂作插入物,同时用硅树脂桡骨小头假体,术后93%减痛,活动满意。10年随访失败率仅12%。金属桡骨小头假体用于桡骨小头骨折后置换,效果尚佳,但用于类风湿关节炎桡骨小头切除后的置换,结果尚待进一步观察。

3.2 肘人工关节置换

3.2.1 指征与禁忌

指征为炎症破坏(LDE Ⅳ—Ⅴ级),肘关节活动限制影响日常生活,关节不稳伴疼痛;保守治疗或滑膜切除、桡骨小头切除,未能达到预期疗效者。

禁忌证如肘关节附近开放伤口;关节感染;肱二头/肱三头肌麻痹。已作肘关节固定术或关节僵直于尚能发挥手功能的位置属相对禁忌证。

3.2.2 肘人工关节历史与各种类型

(1)半关节假体:肱骨远端假体最早于1952年问世,1970年问世的尺骨关节端为钴铬合金表层假体,此类假体有不少缺点,尤其是坚硬的人工材料与活体骨组织匹配不适问题,已不再使用。

(2)硅树脂人工关节[斯旺森持距体(图Ⅱ-3-1)]:肱骨远端切骨达鹰嘴凹,且牺牲侧韧带与重要肌止,术后很快出现不稳(连枷肘),此外肘关节虽负重不如膝关节等负重关节,但有类似的长杠杆臂,故负荷亦较大,持距假体不能长时抵挡屈/伸时的挤压与剪力,加上活

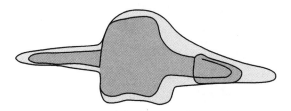

图Ⅱ-3-1 肘硅树脂人工关节(持距体)

塞效应,磨损小粒的异物反应致溶骨,假体中部与茎交接处易断裂。诸多不良效果极大限制其推广应用。

(3)全肘人工关节:有下列若干类型:

1)密接轴连限制型:如 Coonrad 型,Mayo - Ⅰ型,Ingli 型,GSB - Ⅰ型等,后者特点为切骨较少,不损害韧带与重要肌肉止点,以骨胶固定。此类人工肘手术后疼痛改善效果显著,活动度亦达满意程度,但松动率等并发症发生率较高,以后如 Coonrad 的改良型,肱骨假体前方有一翼状凸出物,可加植骨,以防假体向后移位,插销连结上下假体,有 7°内翻或外翻与 7°旋转(图Ⅱ-3-2)。

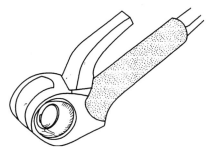

图Ⅱ-3-2 Coonrad-Morrey 人工肘关节的肱骨假体

2)部分密接限制型:如 GSB Ⅲ型(图Ⅱ-3-3)或所谓松弛匹配铰链型,特点是肱骨与尺骨假体之间仍有结构上的连结(插销),但容许 4°～10°左右内/外翻与旋转(图Ⅱ-3-4),从而大大减轻假体茎在髓腔内,包括与骨胶间的应力负荷。其活动与关节周围软组织关系密切,当人体关节周围软组织张力比人工关节张力大时,前者参与保持关节稳定,此时人工关节属部分限制型,而当软组织张力比人工关节张力小时,该人工关节属匹配限制型。

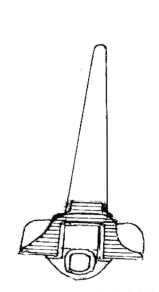

图Ⅱ-3-3 GSB Ⅲ型(部分密接限制型)的肱骨假体

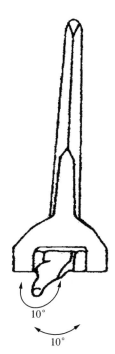

图Ⅱ-3-4 GSB Ⅲ型示内/外翻、旋转可能

3)非密接限制型:其原理是模拟肘关节解剖正常结构关系,肱、尺假体间虽有不同程度的机械导向,但无紧密结构连接,其功能及稳定性更有赖于侧韧带等关节周围软组织的功能。

此类人工关节有不少型,诸如偏敦型、Souter 型、Kudo 型、铝陶瓷型等,使用骨胶固定;Jace 型等不用骨胶。无茎结构常发生尺骨假体断裂,几已不再应用。最常用的 Kudo 型,金属改为钴钛合金,可不用骨胶,Souter-Strathelyde 型仍用骨胶固定,肱骨假体为金属,尺骨假体为聚乙烯。松动的肱骨假体多向前歪倾,可能因缺乏支撑及髓内茎太短(3.5 cm)之故,后改用长茎(7.5 cm),肱-尺假体之间以弹卡相连,以防脱位。

3.2.3　手术技术

各型人工关节切口有类同之处,但各型因结构特点,切骨不同等,切口与手术自有不同之处,现仅以 GSB 型为例略述如下:

虽可取腹卧、半侧位、半坐位,但多取侧卧位,因对麻醉插管、颈椎存在不稳等较为有利。上臂水平位,前臂下垂。肘背侧作略呈 S 形切口或纵切口,切口上/下约距鹰嘴 8 cm 左右,肱三头肌腱可作倒 V 形切开,两边长度视伸直位强直所需纠正的度数而定(图Ⅱ-3-5),但肱三头肌腱亦可纵形切开,或翻转肱三头肌与肘后肌;或切断侧韧带。强直关节要小心凿开关节,如有困难时要切除桡骨小头(由原切口扩大或另作一切口)。鹰嘴凹切骨桡侧比尺侧略多,因尺侧较薄弱之故。放入测试假体,合适后放入正式假体,切开的肌肉、肌止、侧韧带予以缝合,Y 形缝合肱三头肌腱以延长之(前作 V 形切开者)。术中暴露尺神经,加以游离、保护。如术前有神经压迫征象者,应予前移减压。

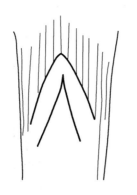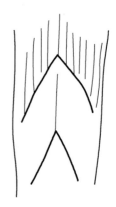

图Ⅱ-3-5　倒 V-Y 延长肱三头肌腱

3.2.4　术后处理

密接轴连限制型人工关节置换术后,桡、背侧石膏夹板固定 7～10 天,伤口愈合后开始主动活动及辅助下被动活动。两周后如屈曲＜90°,宜及早麻醉下手法矫正之。部分或非密接限制型术后处理大同小异,石膏夹板固定 1 周左右开始被动活动,2～3 周后辅助下主动活动。完全性主动活动大体在术后 4～6 周。3～6 周内夜间仍置于背侧石膏夹板。但提持重物,手臂被动牵伸等过度负荷应长期避免。辅以生活、职业促适治疗有益。

3.2.5　手术结果

肘人工关节术后并发症发生率比其他部位人工关节为高,如感染率达 8％以上,主要因局部软组织覆盖差。尺神经刺激征达 10％以上,松动率各型从 3.4％至 27％不等。

(1)密接轴连限制型:短期内再手术率达 22％～41％,术后 3 年松动率占 1/3,主要为肱骨假体,此外还有肱外上髁骨折等。

(2) 部分密接限制型:以 GSB-Ⅲ 型为例,松动率明显降低(4 年随访 3.4%),脱位 2.5%,Coonrad-Morrey 型,5 年存活率 94%,10 年存活率仍达 92.4%。尺骨假体松动 3.8%,尺骨骨折 1.2%,假体断裂 1.2%。各种不同类型部分密接限制型近 700 例 5 年随访,结果满意率超过 90%,再手术 2.5%。

(3) 非密接限制型:假体半脱位、脱位发生率比部分密接限制型为高。3～4 年随访优/良略高于 85%(Kudo 新型等)。无茎全关节表层置换型,由于不能承受向近(背)侧的剪切力,松动与断裂率高,已不再被使用。

3.2.6 人工关节失败后的处理

一旦取出假体,其一可不再作替换,即所谓"无为"关节成形术,也可作插入物成形术。其二立即或一定时间后作 2 期替换。替换一般选密接限制型或部分密接限制型。如有较大范围骨缺损,则选用长茎假体,可同时作骨移植。必要时,如外上髁亦丧失者,可选用定制假体,不宜选用同种异体骨移植,因并发症、失败率甚高。

3.3 肘关节成形术

指征及禁忌证与人工关节类同(参见Ⅱ.3.2.1)。它适于肘关节严重破坏,尤其是同侧肩、腕关节僵直者,更宜保留肘关节活动,以利手功能的发挥。长期僵直固定的肘关节属相对禁忌证。肌肉虽长期废用,术后屈/伸力量竟可能有相当程度的恢复。术前即开始肌肉电刺激,乃一积极辅助措施。

关节成形术受到青睐,乃在第 1 代密接铰链限制型人工关节术后并发症率高,尤其是松动率而令人失望之后,随着肘人工关节的改良与进步,关节成形术多限于青年不宜作人工关节置换,或作为人工关节失败后的退路。

3.3.1 关节切除(或加插入物)成形术

关节切除包括桡骨小头,肱骨远端(内外上髁下),尺骨近端(鹰嘴)。几种手术方法如下:

(1) 尺骨近端完全平切除,肱骨远端水平切除,不用插入物(Ollier, Herbert)(图Ⅱ-3-6 甲型)。术后可能出现严重不稳。

(2) 尺骨近端斜切,肱骨下端修成弧形(Gschwendt)(图Ⅱ-3-6 乙型)。

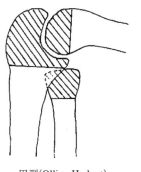 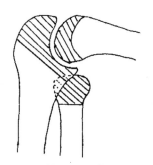 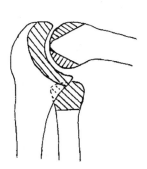

甲型(Ollier, Herbert)　　　乙型(Gschwendt)　　　丙型(Hass, Vainio)

图Ⅱ-3-6　肘关节切除成形术(甲、乙、丙型)

(3) 尺、肱骨凹凸成型,尺骨近端修成凹盘状,肱骨远端修成钝楔形(Hass, Vainio)(图Ⅱ-3-6丙型)。甲、乙、丙3型桡骨小头均为平切。丙型稳定性比甲、乙型佳。

插入物有非吸收物如阔筋膜、脂肪、肌肉、皮肤;丙烯酸、尼龙、金属、硅树脂等;可吸收物如可吸收明胶海绵(Gelfoam),它在20~45天后可完全吸收,可视为暂时性插入物。同种异体组织更不理想。手术切口可取背侧纵切口,或内/外上髁间横切口(Hass, Vainio)。肱三头肌腱作V-Y形延长。关节切除(或加插入物)成形术虽疼痛减轻,效果近70%,但有不少并发症,如骨吸收率高达26%~65%,多伴关节不稳。骨吸收的原因有机械因素,类风湿关节炎症病变及药物作用等;还有尺神经刺激征、肱/尺骨骨折,硅树脂假体脱位、碎裂、溶骨致滑膜炎等。总之,效果不如人工关节置换,并发症比新型肘人工关节高。

3.3.2 关节切除-插入物悬持-关节成形术(Tillmann)

虽报道病例数不多,但可期为一效果较佳的成形术。

手术:肘背侧切口,肱三头肌腱作一居中的条形瓣,关节面切除如上述丙型。条状瓣作为关节插入物,经尺肱新关节断面从后向前,经鹰嘴凹底部中央的钻孔又返回后方,缝合固定于肱骨干骺端后方经皮质骨的横行钻孔处,使尺骨断端悬持于肱骨,它改善成形术常见的鹰嘴对肱骨新关节面的不良倾斜度,从而提高关节的稳定性。

3.3.3 牵伸关节成形术

关节成形术将关节面切除后经骨牵伸使关节面分离,避免了术后立即存在的关节面接触、磨损,以及疼痛所致反射性活动限制,乃至最终导致纤维性强直。骨牵伸6~8周后关节面出现纤维组织层,乃至纤维软骨层,从而形成新的活动层面。至于有插入物的关节成形术后,骨牵伸的利与弊有不同意见。

(1) 手术技术:牵伸借助穿过肱骨与尺骨的施氏钉。关键是固定钉间的活动轴需与肘关节活动轴一致(肘关节活动轴起于外上髁结节,经肱骨滑车至内上髁前下部内侧),从而避免关节活动时损害性杠杆作用力,诸如避免内/外翻不良应力等。在保持稳定条件下进行关节活动,它可借两种方式实现,其一为外固定钉在肘关节两侧各与一铰链关节相连,后者处于肘关节活动轴的延长线上;其二肱骨部钢钉之一经肘关节活动轴,尺骨近端有一与之平行的钢钉(框形骨固定器)。

(2) 术后处理:不同手术术后处理有所不同,制动由数日至两周不等,关节切除与加插入物用石膏夹板固定肘于最大屈位与伸位,晚间取90°屈曲位,并小心逐渐增加被动活动。

3.4 肘关节融合固定术

此术不能作为人工关节置换或关节成形术的另一选择,而只能作为人工关节置换失败,替换缺乏条件的最后退路。肘关节固定后对手功能有较大损害;对肘关节远端较长的杠杆臂与较小的关节融合面,既存在技术上的难度,又有较高的假关节发生率。虽术后经较长时间制动,20世纪前半叶文献报道骨融合率低于50%。不过随后技术上有明显进步,如应用框架骨钉加压外固定并加植骨等。值得推荐的有下述两种方法,有指征时可以选用:

3.4.1 框架骨钉、钢板固定

将框架骨钉固定加弯曲钢板固定(Hahn),钢针固定6~8周后拔除,骨融合率达80%左右。

3.4.2 插销式＋螺丝钉固定

将鹰嘴修成三角形,插销式插入肱骨鹰嘴凹相应的孔穴中,然后以一螺丝钉经肱骨至尺骨加固,融合率达100%。特别要注意同侧腕与手的病变或术后的功能状态,一般取中立位或轻度旋前(15°左右),(参见Ⅱ.2.2.5)。

参考文献

[1] ARO Rheumaorthopädie [M]. Steinkopff Verlag, 2005.

[2] D. R. Gill, R. H. Cofield, B. F. Morrey. Ipsilateral total shoulder and elbow arthroplasties in patients who have rheumatoid arthritis [J]. J Bone Joint Surg Am 81A,1128 (Aug, 1999).

[3] Gill DR. Total elbow arthroplasty in rh. arthritis (Morrey BF: The elbow and its disorders) 3 [M]. WB Saunders, 1998.

[4] Gschwendt N. Ergebnisse der Ellenbogen Synovektomie [J]. Orthopädie 16(1981)338 – 339

[5] Gschwendt N. Die operative Behandlung der chronischen Polyarthritis [M]. Thime Verlag 2. Auflage, 1977.

[6] H. Kudo, K. Iwano, J. Nishino. Total elbow arthroplasty with use of a nonconstrained humeral component inserted without cement in patients who have rheumatoid arthritis [J]. J Bone Joint Surg Am 81,1268 (Sep, 1999).

[7] Mödder G. Die Radiosynoviorthese in Rheumatologie und Orthopaedie [M]. Satz ＋Druck: Warlich Druck und Verlags. mbH, 1995.

[8] V. Vahvanen, A. Eskola, J. Peltonen. Results of elbow synovectomy in rheumatoid arthritis. Arch Orthop Trauma Surg, 110,151(1991).

Ⅱ.4 肩关节类风湿关节炎

　　肩关节的解剖特点是该关节由 3 个重要部分组成:其一为肱骨头与一小而浅的肩胛盂组成活动自由度较大的关节。其稳定性有赖于肩周的肌肉,如三角肌、旋肌袖,活动功能优先,稳定性逊于活动自由度为特征;其二为肩峰下腔,其中有肩峰下滑囊,旋肌袖;其三为肩胛骨与胸廓之间尚有一附加活动空间,是肩关节活动的重要组成及储备。

4.1　发病率临床征象与诊断

　　类风湿关节炎的肩关节罹犯率约在 60%～90%,临床征象主要为疼痛与功能障碍,但症状出现较晚,进展亦较缓。三角肌下滑囊罹犯率近 70%,肩峰下滑囊炎也很常见,两者均可破裂入肩关节;肱二头肌腱炎在 75%、冈上肌腱损害在 39% 左右。

　　外展上臂致肱骨大结节与肩峰撞击并挤压肩峰下腔内容物,包括旋肌袖(冈上肌、冈下肌)与肩峰下滑囊,它们若有病变(炎症或缺损),可于外展 60°～120° 及内外旋(尤其当加阻力时)出现典型的疼痛与活动障碍。伴内旋痛可能为冈上肌,伴外旋痛可能为冈下肌病变;肩外展、后伸、旋转时疼痛,为肱二头肌腱病征。病变后期肩关节可于内收位僵直,影响上肢各关节功能。检查肩关节活动时要固定肩胛骨,以排除肩胛骨胸廓之间的代偿活动。

4.2 影像诊断

4.2.1 超声波对肩关节诊断有明显优点

在 X 线片尚不能捕捉到病征前,可显示如积液、滑膜炎、软骨的侵袭。尤其是对旋肌袖的判断至关重要,诊断率有的可达 96%;为非侵扰性,无不良反应的诊断措施,费用低廉,且可由风湿外科术者亲自观察评断。若干标准截面如下:

前区:前横、前纵、前对角(喙突肩峰窗)。上外区:上外纵(冈上肌/冈下肌);上外横(横向旋转肌袖)。

后区:背横、背纵。

此外,还有腋区:腋窝纵/横切面。

超声波能显示的图像有:

(1)滑囊炎(积液)-于三角肌下、肩峰下区、喙突下区出现回声影像稀疏或缺如;由于纤维素渗出其中可有回声增强斑。

(2)旋肌袖病损-虽可有回声影像稀疏或密集的变化,但更为可靠的是肌袖变小,如三角肌及其滑囊影线与肱骨头半圆顶界线的接近、重叠或连线中断。

(3)旋肌袖缺损,影像足端界线即为肱骨半圆顶线。此等变化宜于显示冈上肌与冈下肌的上/外纵切面及上外横切面观察。如作动态观察则更佳。

(4)肱二头肌长头肌腱滑膜炎:于前纵切面可见肌腱周回声影像稀疏,前横切面更可见典型的二头肌腱晕轮,即所谓"鸟眼"征,它为滑膜炎症与渗液的征象,但稀疏区亦可能因纤维素渗出,被密集影像混杂,乃至被均质片密集影所替代。超声波对肱二头肌腱断裂难以作出诊断,多只能显示因断裂所致血肿,而临床征象比超声波可靠。

(5)肱骨头皮质损害:于病变早期即可在肱骨头表面,尤其在骨-软骨交界处出现小侵蚀,于标准切面可沿肱骨头线探寻,可见肱骨头皮质中断,其底部可见特征性密集回声影像,还可借此与所谓"假性侵蚀破坏"鉴别。此外骨赘增生可示回声增强。

4.2.2 X 线诊断

广泛被应用的为 LDE 分级,作为选择治疗的参考。

4.2.3 计算机体层摄影与磁共振成像

病变初期不能比超声波提供更多证据。计算机体层摄影(CT)对关节盂骨性缺损的范围可提供较佳信息,亦对人工关节置换有帮助;磁共振成像对旋肌袖及肩胛盂病损的诊断更为准确,附加造影剂(T_2)的磁共振检查对软骨、软组织(包括滑膜)的显示更为清晰,对鉴别诊断有益。

4.3 治疗

4.3.1 滑膜切除术

有传统关节切开,经关节镜或所谓"半关节镜"滑膜切除数种方法。术后减痛与关节活动度的改善均可达 80％ 左右。LDE Ⅲ级以下,非手术治疗无效者有滑膜切除指征,非手术治疗要提到化学或放射滑膜切除,如鱼肝油酸钠盐混合物,钇⁹⁰、铼¹⁸⁶等。Ⅲ级以上病变,在各种手术措施之外清除病变滑膜应作为辅加措施。

经关节镜手术创伤小,术后早期即可进行活动锻炼,有康复快的优点,对 LDE Ⅰ—Ⅲ级效果较佳,但若有肩-肱关节外病变,关节镜处理困难者,如肱二头肌腱滑膜炎、肩锁关节病变;骨破坏或骨囊肿需植骨或旋肌袖需作重建术,或需作肩峰成形术,双切骨矫形等则选传统切开滑膜切除手术为宜。

虽与小而紧的手指、腕、肘关节不同,肩关节的解剖特点,对关节镜手术提供较佳条件,但经关节镜滑膜切除,仍为难度较大的手术,宜留由有经验的术者施行,以后再逐渐推广为妥。

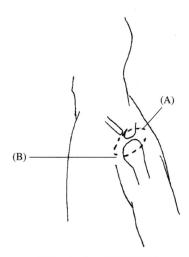

图Ⅱ-4-1 肩关节切口

(A) 滑膜切除切口
(B) 肩关节固定术切口

(1) 传统关节切开滑膜切除术:虽可作斜角肌阻滞麻醉,但因常需处理多种病变,仍以全麻为妥。取半坐位,手臂应能自由被动活动,切口由肩锁关节后 2～3 cm 起,经肩锁关节向前下[图Ⅱ-4-1(A)],或于肩锁关节外侧 1 cm 处弓形向前延伸,经三角肌-胸肌沟外约 1 cm 向远端延伸至肩峰前缘下约 6 cm 处。切开三角肌筋膜,沿三角肌纤维方向钝/锐相间撑开三角肌,暴露三角肌与肩峰下滑囊,切除炎症滑囊,暴露肩峰下腔与旋肌袖。如暴露不足,可将三角肌于肩峰及锁骨外段止点以电刀剥离。外旋上臂,以电刀于肱骨小结节处离断肩胛下肌止点,进入肩关节,小心将肱骨头脱位,以拉钩牵开肱骨头,清除肱盂关节滑膜后将肱骨头复位,缝合固定离断的肩胛下肌,缝合三角肌腱膜,必要时切开肱二头肌长头滑膜鞘,切除炎症滑膜,缝合二头肌隐窝,肩峰下区放一引流,缝合伤口。如肱骨头囊肿有塌陷可能者,刮净后宜填入取自骨盆上缘的自体骨,肩峰或肩锁关

节处骨赘应予摘除。若肩峰下腔狭窄,可辅加肩峰成形术。电灼前方关节囊血管作去神经(Denervation)处理。缝合缺损断裂的旋肌袖,或予重建,但结果均不肯定。在袖套严重病损之前,及早手术清除炎症病变组织、减压,有预防病损断裂之效,乃明智之举。

(2) 经关节镜滑膜切除术:麻醉与体位参上述关节切开滑膜切除术。与肢体中/远端关节手术不同,肩部手术不能使用止血带。以肾上腺素 1 mg 加入冰冻溶液 3 L 中;控制性低血压;或以泵增加液压与流量等亦可较大程度克服出血的缺点。

用标准 30°/5 mm 关节镜与摄像机相连,亦可选用激光系统,促使关节囊纤维化,以增加关节稳定性。

1) 后方入路:选所谓"软点",即于肩峰内/下各 1 cm 处穿刺,借一长导管注入上述冲洗液充盈并扩张关节。为减少损伤、出血。穿刺只限于皮肤,其下方的皮下组织等软组织改借钝头血管钳撑开,于张开状态拔出血管钳,以扩大通道,藉钝头套管针将关节镜向喙突方向插入关节。

2) 前方入路:于喙突外 1 cm 左右,以上述同样穿刺技术,经钝头套管针放入自闭式交换套管,从前方切口放入触钩,探触关节内结构,作关节前/上方滑膜切除,经交换套管以电凝钩作水下止血。由于类风湿关节炎的关节囊、韧带多较松弛,一般从前方切口可完成下方隐

窝滑膜切除。如暴露不足,可另作一前/下切口,注意勿伤头静脉。在修平软骨、骨与盂缘后还应探查肩胛下腔,切除病变滑囊。后者可经背侧切口,经钝头套管针,于肩峰下腔放入关节镜头,从外侧辅加切口,在肩峰中点线,在肩峰外为 1～2 cm,放入滑膜刀进行手术。如囊肿大,可能要将关节镜经外侧切口插入,由前方与背侧切口入路完成囊肿处理与内侧滑膜切除,但背侧切口注意勿伤腋神经、血管;前方切口勿伤肌皮神经。

(3) 半关节镜法:所谓半关节镜法是指肱盂关节的滑膜切除经关节镜进行,而其他辅加手术则经附加小切口完成。如较大囊肿,尤其是被纤维素充盈的三角肌下或肩峰下滑囊或肱骨头囊肿等关节镜处理有困难者可另作相应小切口。三角肌在肩峰或锁骨止点只需纵形劈开不予离断,以此避免传统关节切开滑膜切除的大切口。肱骨头囊肿可在肱骨大结节作 3～4 cm 长的皮肤切口,钝性撑开肌肉纤维,暴露囊肿壁,作一带蒂骨盖,在关节镜明视下,清除内容物,囊腔植骨充填,翻转骨盖闭合骨腔。

术后疼痛较轻,关节活动锻炼与单独关节镜手术相比无明显差异,确有其可行性与优点。

(4) 滑膜切除术后处理:术侧上肢置于外展枕垫,肩外展 45°～60°,前屈 30°,轻度外旋,次日拔除引流管后开始被动体操锻炼,但不作旋转动作,置电动支架上作上臂上举活动。三角肌仅作肌肉等长缩/松锻炼,术后 2 周开始主动锻炼(肌肉止点切断再缝合固定者则要延至术后 4～6 周后),卧位时上臂逐渐外展过头。6 周后开始旋转及肩稳定性锻炼,一般要坚持 6 个月之久,以重建肌肉的平衡。

如术后肩关节活动有明显限制,需麻醉下处理者,宜于术后 2～3 周进行。较早期病例,藉关节镜或半关节镜作肩关节滑膜切除术者,术后 6 周左右可考虑作放射或化学滑膜清除,以进一步提高滑膜切除术的效果。

(5) 滑膜切除外的附加手术

1) 肩峰切除术:肩峰、肩锁关节骨赘或肩峰下腔病变如滑囊炎,旋肌袖病损等造成下腔狭窄,出现刺激征象,或典型"碰撞征"(Impingement),手术在于扩大下腔,消除碰撞、减压,避免对软组织的挤压。切口参上述关节切开滑膜切除术所取从肩锁关节后方向前经肩锁关节向下延伸,电刀剥离三角肌于肩峰止点、去除肩锁关节及肩峰处骨赘、彻底清除下腔内炎症组织与滑囊、适量咬除肩峰前/外侧角骨质,但不可过多,也不宜切除肩峰一喙突韧带,以免造成肩前/上不稳定,后者可能对随后需作人工关节置换造成困难。手术有止痛与改善活动范围之效。

2) 关节切除-插入物-肩关节成形术:指征为有明显关节破坏(LDE Ⅳ、Ⅴ级)。此术可视为人工关节置换的另一选择。切口参肩关节切开滑膜切除术。于肩峰止点处暂时离断三角肌以及肩峰-喙突韧带(可带一小骨片),于肱骨小结节处暂时离断肩胛下肌止点。缩小肱骨头,修整肩胛盂缘,使之光滑。广泛松解关节。关节切除后形成较为匹配的新关节面,关节内压下降。插入物可用筋膜或干冻硬脑(脊)膜等,以改善关节滑面。因肱骨头变小,肩峰下腔减压,有利于旋肌袖缝合或重建后的愈合。此术对三角肌杠杆臂、着力点、肩旋转中心有不良影响,若同时作肩峰前份切除,对生物机械学可能有良性作用。三角肌可固定于肩峰残端或与肩喙韧带缝合。术后积极医疗体操活动锻炼甚为重要。

术后早/中期效果不错,但后期常有关节显著狭窄,影响肩关节活动。

3) 肩关节双切骨:病变处 LDE Ⅲ、Ⅳ级,疼痛为主要指征,本术较适于幼/青年类风湿关节炎患者。

手术:切骨于肱骨外科颈与肩胛骨颈,后者的切骨线距盂面内约 5 cm,切线向后、略向外,使切骨面与关节盂平行。

术后因骨内高压锐减,常有立时减痛之效。短/中期止痛及改善肩活动功能效果尚佳。

4.3.2 肩关节人工关节置换

(1) 各种人工关节类型及特点:近年文献报道肩人工关节置换 10 年存活率可达 90%,几乎可与人工髋关节媲美。人工肩关节有单侧假体,如肱头人工帽假体,半肩一肱骨人工关节带茎假体;肱头可调假体型(肱骨头、颈长度尺寸不同,可供选用),即所谓标准 MVS 型(Standard Modular-Variokopf System),以及带杯肱头可调假体型(Cup-MVS);关节盂假体;密接匹配型全肩人工关节等。

各型肩人工关节的选择,要综合考量人工肩结构的生物机械学特点;肩周软组织,尤其是旋肌袖的病损程度及重建可能(但旋肌袖重建的效果并不理想),肌肉着力点,肩旋转中心的位置以及肩关节破坏的范围与程度等因素。

旋肌袖主要指止于肱骨大结节的冈上肌、冈下肌肌腱,它在肩关节生物机械力学中居重要地位,例如三角肌因其缺损丧失了对抗作用力,使肱骨头向上移位,致肩上举力减弱。类风湿关节 LDE Ⅳ、Ⅴ级,旋肌袖的病损率甚高(87%~94%),它是选择不同型人工肩关节的重要考量因素之一。

肩胛盂有破坏缺损,旋肌袖无损或可重建,以肩胛盂假体置换似乎顺理成章,但实际结果不然,因骨固着处所受应力甚大,肩外展时固着处所受应力几近体重的 1 倍(0.8 倍),故松动率高,选用时多有顾虑。虽有作者尚不放弃肩胛盂假体,乃以计算机导航置换,认为定位定向较理想,从而减少松动率(Kircher),其长期效果,尤其是用于类风湿关节炎未被普遍认可,尚待进一步观察。

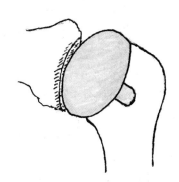

图Ⅱ-4-2 肱骨头人工帽假体

旋肌袖无损或可重建,肩胛盂基本完好,尚有软骨覆盖,主要病变在肱骨头,可选肱头人工帽假体(Copeland)(图Ⅱ-4-2),或半肩肱骨人工关节假体。

旋肌袖缺损大,人们初考虑作重建或成形术。重建一般利用肩胛下肌旋转瓣。成形术可将肱骨头较大范围切除后,插入阔筋膜(早期用冷冻硬脊〈脑〉膜),以充填余留的旋肌袖间隙。但过度缩小的肱骨头存在肩旋转中心进一步移位及肌肉着力点与杠杆臂不良及插入物材料等问题。致重建、成形术未能如意达到稳定重建的目的。如用上述单侧假体,如肱头人工帽假体或半肩肱骨人工关节假体,又导致肱头上移,肩活动受损。旋肌袖缺损不能重建,并有肱骨头与肩胛盂破坏,虽可用密接匹配型全肩人工关节,如长茎肱骨假体,头端有聚乙烯杯,肱骨与盂假体均以骨胶固定,盂假体另加多只螺丝钉固定(Lettin 型);或将常见的肱骨与肩胛盂的特征结构倒置,即肩胛盂为球状,肱骨部为凹形盂(Reeve 型)(限于高龄、其他方法不宜者)等不同类型。由于作用于关节的应力均由假体固着处承受,最终多因松动而失败。密接匹配型人工关节,盂部假体松动率高达 50% 以上,而且密接匹配程度越大,松动率亦越高,故非肩关节重建的理想方法。

对不能重建的旋肌袖,因术后肩功能恢复存疑曾被认为是人工肩关节置换的禁忌证,而需作肩关节固定。半关节-肱头假体置换亦未能解决上述问题。标准肱头可调假体型(Standard MVS),选择适当长短/尺寸的肱头/颈可模拟旋肌袖,能在一定程度代偿旋肌袖量的丧失,改善旋转点,若肩胛盂条件尚佳,术后肩功能可获改善。肩胛盂若有病损,旋肌袖病损又不能重建者,肩胛盂假体置换的弊病上已述及。由于未作肩胛盂假体置换,该处骨质未因而进一步受损,此时宜选带杯肱头可调假体(Cup-MVS)(图Ⅱ-4-3),它除具上述标准肱头可调假体功能外,还有替代肩胛盂的功能。假体置于肩峰下,支撑于肩胛盂。肱头半径越大,假体头在肩峰下的位置越稳定。假体使肩旋转中心下移。上臂上举时,主要活动在肱头假体与陶瓷杯之间,陶瓷杯模拟、替代旋肌袖,上举活动后期才有杯假体与肩胛盂之间的转动,三角肌的作用因假体得以改善。术后长期观察可见肩胛盂软骨下硬化,它对肱-盂关节的稳定亦有裨益。

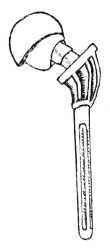

图Ⅱ-4-3 带杯肱骨头可调假体(Cup-MVS)

(2) 人工肩关节置换手术技术:全麻插管,患者取半坐位,头部固定,术侧肩悬于手术台缘,以期上臂与肩能获最大活动自由度。切口从肩锁关节上后方经肩锁关节向前下方延长,取三角肌、胸肌入路或钝性分开三角肌纤维,逐渐向下延伸,手指探扪肩峰下腔,必要时可切除肩峰下滑囊,切断止于肱二头肌沟内侧肱骨小结节处的肩胛下肌止点,切断喙肱韧带,二头肌腱从二头肌腱沟中分离,可切断以利进一步暴露关节。劈开关节囊,使成深浅两层,进入关节,以便术毕得以延长缝合,按不同型人工肩关节特点作置换,术毕复原缝合切断、切开的肌止、韧带、关节囊。二头肌腱可固定于二头肌腱沟。术后轻度外旋并外展30°,固定于支架或海绵块上。先被动活动,后谨慎进行主动活动,6周后自由主动活动。

(3) 肩人工关节再手术替换:直接原因为脱位、松动伴疼痛与功能障碍,其他原因多种多样,例如余留旋肌袖病损加重,其特征为肱骨头假体上移;肩胛下肌功能减弱致前上方向不稳,肱头向前上脱位;如植入密接匹配型假体或肩胛盂假体,因松动致肩胛盂大量骨质丧失;或初次手术过晚致破坏加重等。

松动或脱位的假体取出后,盂部骨缺损可植骨填充,再置换以较大的肱头可调假体(标准 MVS)或带杯肱头可调假体(Cup-MVS)。

对前上脱位,除替换植入带杯肱头可调假体(Cup-MVS),附加固定于锁骨的金属板,其下方为一塑料盘,它的下面有与陶瓷假体大杯凸面相适的凹面(图Ⅱ-4-4)。

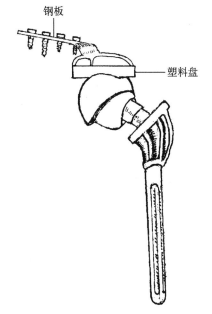

钢板

塑料盘

图Ⅱ-4-4 带杯肱骨头可调假体(Cup-MVS)附加锁骨钢板固定

4.3.3　肩关节融合固定术

由于类风湿关节炎患者常伴同侧邻近肘、腕、手多关节,以及对侧肩关节等病变及活动障碍,又常因肌肉纤维化等原因致同侧肩胛骨与胸廓间固定而失却代偿活动可能,而肩关节固定后患者日常活动,如梳头、穿衣、如厕个人卫生等造成困难。而可能保留肩关节活动的手术,如人工肩关节的进步,使人们对肩关节固定更偏向保守态度,其指征非常有限,仅用于处理严重骨破坏、骨缺损等完全排除人工肩关节置换可能时,或人工肩关节置换后因感染等失败而不适于再替换者。它显然优于假体取出后的所谓“无为”关节。

肩关节固定后,可达到稳定、无痛的效果。肩胛骨-胸廓间尚存的储备活动功能(术前应作检查评价),是保证术后肩活动的关键。

(1) 手术技术:切口可取从肩峰后缘,弓状向外、前,朝喙突方向延伸[图Ⅱ-4-1(B)],或可参肩关节切开滑膜切除术切口[见 4.3.1(1)]。从肩峰剥离三角肌止点,沿肌纤维向下(不超过 4 cm),避免伤及腋神经。进入关节后,切除肱骨头、肩胛盂与肩峰的关节软骨面,将肩关节固定于外展 30°～50°,前屈 20°～30°,根据功能需要内旋或外旋 10°～20°。可用 2～3 只松质骨收紧螺丝钉固定肱盂关节。因类风湿关节炎骨质松软,单独螺丝钉固定可能不太可靠,可将肩峰外端楔形切开,使肩峰下翻以螺钉固定于肱骨头,或固定于肱骨头上方凿成的楔形槽中。为增加稳定性,尤其是 2 期肩关节固定,除以螺丝钉固定肱盂关节外,宜选更为稳定的弯曲钢板(AO),各以 4 只螺丝钉固定于肱骨干与肩胛棘,另于肱骨远端附加一牵拉压缩小钢板,借收紧螺丝钉作压缩固定(图Ⅱ-4-5)。

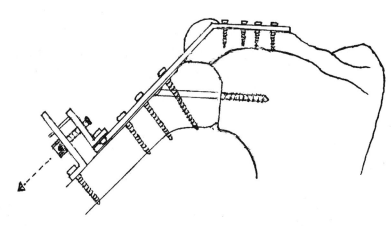

图Ⅱ-4-5　肩关节固定术(示意图)

(2) 术后处理:术后术侧上肢以轻金属外展支架,固定于石膏背心上,或用软垫贴胸外展支架,一般 3 个月左右方可达骨性融合,去除固定后开始肩关节锻炼。

参考文献

[1] ARO Rheumaorthopädie [M]. Steinkopff Verlag, 2005.

[2] Bergmann G. et al. Schulterendoprothetik [M]. Springer Verlag, 1987.

[3] H. Cotta, P. Hinz, W. Puhl. Orthopaedics: a brief textbook [M]. Thieme flexibook (Year Book Medical Publishers, Chicago, 1980), pp. ix, 418 p.

[4] Debrunner A. M, et al. Primaer stabile Schulterarthrodes [J]. Z. Orthop. 113(1975) 82.

[5] D. R. Gill, R. H. Cofield, B. F. Morrey. Ipsilateral total shoulder and elbow arthroplasties in patients who have rheumatoid arthritis [J]. J Bone Joint Surg Am 81A,1128 (Aug, 1999).

[6] Gold P. Schulter Arm Syndrom 2 [M]. Auflage, Georg Thime Verlag, 1985.

[7] Gschwendt N. Die operative Behandlung der chronischen Polyarthritis [M]. Thime Verlag 2. Auflage, 1977.

[8] Hettenkofer H-J. Rheumatologie [M]. Georg Thime Verlag, 2003

[9] Jerosch J. Der Oberflächenersatz bei der deg [J]. Omarthrose, Orthp. Praxis, 12(2007) 635 - 641.

[10] Miehle W. Gelenk u. WS-Rheuma [M]. EULAR Verlag, 1987.

[11] Mittelbach H. R, et al. Die verletzte Hand [M]. Springer Verlag, 1979.

[12] Mödder G. Die Radiosynoviorthese in Rheumatologie und Orthopaedie [M]. Satz ＋Druck：Warlich Druck und Verlags. mbH, 1995.

[13] Nogler M. Minimalinvasive Hüftendoprothetik über den direkten anterioren Zugang [J]. Orthopaedie / Unfallchirurgie (Kompendium Thieme), 1(2009)22 - 23.

[14] Samsoon GL. Difficult tracheal intubation [J]. anästhesia , 42(1987)487 - 493.

Ⅱ.5 足、踝关节类风湿关节炎

5.1.1 前足、中足、后足的病变与手术

(1) 前足、中足、后足的解剖概念

(2) 发病概况

(3) 临床征象

(4) X 线征象

(5) 跖/趾指数

(6) 足部畸形发生与发展的病理机械动力学机制

(7) 前足手术治疗

  1) 前足手术指征

  2) 前足与下肢其他关节手术的前/后关系

  3) 跖/趾关节切除成形术

    (A) 若干主要术式

      (a) 典型的切骨成形术

      (b) 仅切除跖骨头,保留基节

      (c) 仅切除基节基部

      (d) 仅切除跖骨头或仅切基节基部

      (e) 跖骨头仅切跖侧髁部,跖面修圆

      (f) 跖骨头切除如(e),切除基节基部

      (g) 跖骨头切除、修圆

    (B) 跖趾指数

    (C) 手术切口

    (D) 手术切除范围及其他注意点

  4) 第 1、第 5 跖骨头下切骨

  5) 第 1 跖/趾关节固定术

  6) 跖/趾关节人工关节置换

  7) 踇趾趾间关节固定

  8) 爪形趾、槌状趾

  9) 前足跖趾关节处离断

5.1.2 中、后足(踝关节)手术治疗

(1) 发病率

(2) 临床特征

(3) 上踝关节滑膜切除术

  1) 关节切开开放滑膜切除术

  2) 经关节镜滑膜切除术

(4) 上踝关节固定

(5) 踝(上踝)关节人工关节置换

  1) 指征

  2) 人工踝关节类型

    (A) 第 1 代

    (B) 第 2 代

  3) 手术切口与术后处理

(6) 足跟或下踝关节固定

  1) 手术切口

  2) 全踝关节固定

  3) 手术结果

5.1.1 前足、中足、后足的病变与手术

(1) 前足、中足、后足的解剖概念:前足包括跖趾关节与趾间关节及跖骨前 1/4;中足主要指跗跖关节、跖骨后 3/4,但亦可包括跗骨间关节;后足或称足跟部关节,广义而言包括跗骨间关节(主要为距跟与其前方跗骨间关节),跗跖关节,甚至包括踝关节。可见后足与中足概念上有重叠之处。踝关节有上踝关节,包括胫距关节、胫腓关节与距腓关节;而下踝关节

又包括距舟、距跟、跟骰、舟骰等跗间关节。所谓"Chopart"关节,一般指距舟关节、跟骰关节与跟距三关节,但有人把舟楔关节包括在内。还有人把胫距(上踝关节)、距跟关节与"Chopart"关节称为三关节。故描述关节病变与手术时宜指明所涉及各关节本名为妥,避免笼统仅用"三关节"、"Chopart"关节或中足、后足、下踝关节等词,以避免因词之多义造成混淆。本章后部分为描述的方便,仍用中足、后足、足跟部、下踝关节等名称,请注意其中所涉的各具体关节。

　　(2) 发病概况:类风湿关节病程在 10 年以上者,罹及前足近 90%,后足病变约 10%~15%,前足手术居类风湿关节炎的前列(15%~20%),比后足手术约超过 2~3 倍。中后足部病变罹犯率依次为跗跖关节、距舟关节、楔舟关节、距跟关节、跟骰关节、上踝关节。

　　(3) 临床征象:类风湿关节炎的前足病变可出现若干典型征象,有人称之为类风湿关节炎的"名片"。

　　1) 三角形或八字形脚:它包括最常见的跗外翻,出现率达 60%~80%,跗可居第二、三趾下方或上方(图Ⅱ-5-1,2,3),跗末节外翻(图Ⅱ-5-1)或过伸屈曲(图Ⅱ-5-3),小趾内翻(图Ⅱ-5-1,2,3)。

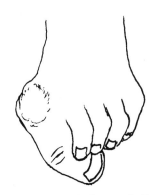

图Ⅱ-5-1　扇形足(跗外翻、
　　　　　小趾内翻、槌状趾)

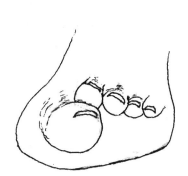

图Ⅱ-5-2　跗外翻、爪形趾
　　　　　(四趾跖趾关节过伸、
　　　　　跖骨头向跖侧脱位)

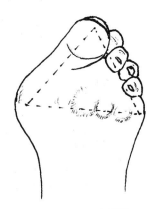

图Ⅱ-5-3　扇形足

　　2) 风车样脚:2,3,4 趾外(腓)倾(图Ⅱ-5-3,5),可伴跖跗关节脱位或半脱位,跖骨头向跖侧凸起,横弓下沉,平坦,足底局部出现胼胝。足趾可出现"槌状趾"或"爪形趾",两者其实大同小异,均有跖趾关节背伸,近端趾间关节屈曲,"槌状趾"末节伸直或过伸,"爪形趾"则末节屈曲(图Ⅱ-5-4)。

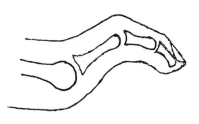

图Ⅱ-5-4　爪形趾

　　两者近端趾间关节背侧与末节可出现胼胝,槌状趾比爪形趾更多见。槌状趾与爪形趾等畸形均可能造成穿鞋困难。横行挤压跖骨头可致疼痛,此征于病变较早阶段即可出现。患者步态僵硬、无弹性,走路时脚平起平放,缺失正常人步态中的足跟-前足滚动。

　　(4) X 线征象:X 线所示病变按拉森(LDE)分级,对治疗的选择有参考价值。X 线影像可见不同程度炎症破坏。存疑时可参考后足与前足轴线关系,所谓"距-跖角",即经距骨长轴与第 1 跖骨所成之角、轴线关系正常为"0",如有成角可助判断畸形,对晚期病变则意义不

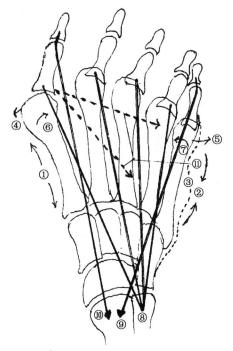

图Ⅱ-5-5 足背面观,足畸形发展
的病理解剖学机制

纵弓平坦致足内缘相对延长①;
外侧跗跖关节常见病变,使足外缘缩短②;
外展小趾肌松弛③;
前者①伴第 1 跖骨内翻④;
中者①伴第 5 跖骨外翻⑤;
横弓下沉致第 1 跖骨旋后⑥;
第 5 跖骨旋前⑦;
D1~D4 伸趾短肌向外侧牵拉⑧;
小趾伸趾长肌向内牵拉⑨;
伸蹈长肌⑩及伸趾长肌(D2,3,4,未图示),将蹈
及 D2,3,4 牵向外侧;
虚线示在跖侧的蹈内收肌(横头、斜头)⑪将蹈
基节牵拉向外。

大。在负荷条件下,前/后片有助判断踝关节与
下踝关节病损;距骨位置,如倾斜 5°~10°提示踝
关节有病损。

(5)跖/趾指数:按足趾间及跖骨间的关系,
主要按蹈与第 2 趾的关系,以及第 1 跖骨与第 2
跖骨的关系,有所谓"跖/趾指数"。一般认为它
们与足的生物机械学有一定关系,在跖趾关节切
除成形术中有一定参考意义。蹈比第 2 趾长为
蹈/趾正指数(Index Plus)(埃及型或Ⅱ型);蹈比
第 2 趾短为蹈/趾负指数(Index Minus)(希腊型
或Ⅰ型);蹈与第 2 趾等长为蹈/趾等指数 Index
Plus Minus)(正方型或Ⅲ型)。第 1 跖骨比第 2
跖骨长为跖正指数(Ⅱ型);第 1 跖骨比第 2 跖骨
短为跖负指数(Ⅰ型);第 1 与第 2 跖骨等长为跖
等指数(Ⅲ型)。按文献较大组统计常人足型与
跖/趾指数关系的常见度依序如下:

足趾关系(蹈/趾指数或趾指数):埃及型(Ⅱ
型)>正方型(Ⅲ型)>希腊型(Ⅰ型)。

跖骨关系(跖指数):Ⅰ型>Ⅲ型>Ⅱ型。

(6)足部畸形发生与发展的病理机械动力学
机制(图Ⅱ-5-5),例如它与足纵、横弓平坦及肌
腱移位与其作用力方向等有密切关系。

纵弓与横弓下沉使屈趾短肌紧张,绷紧的屈
趾短肌作用力比伸趾长肌作用力大,致近端趾间
关节屈曲;伸趾长肌亦影响末节趾间关节,结果
除上述各种变化外,还出现典型的蹈外翻,2,3,
4 趾向外(腓)侧倾,小趾向内(胫)侧倾,槌状趾,
爪形趾等畸形。

(7)前足手术治疗

1)前足手术指征:由于严重破坏,尤其是跖趾关节,趾基节半脱位,软组织挛缩,导致行
走疼痛,功能障碍,不能如正常足行走时的足跟-前足滚动。保守治疗无效,应考虑手术治
疗。尤其要强调的是前足手术在改善疼痛,改善行走功能效果显著,为一获益大的"讨好"手
术,患者满意度高,常为类风湿关节炎优先选择的手术。

2)前足与下肢其他关节手术的前/后关系,宜注意以下几点:

前后足不宜同时手术,因术后严重水肿影响伤口愈合;一般先后足,后前足,因后足旋前
(Pronation)及外翻可能导致前足畸形复发;双足不同时手术,因术后非手术足维持重要的负
重功能;鉴于负重与减负,较大足部手术不宜与手、腕部手术同时进行。为减少麻醉负荷,缩
短术后康复时间,如前所述本书作者常选择的一种联合是一侧人工膝关节置换(术后能迅速
负重的术式尤宜)与对侧前足手术在 1 次麻醉下同时进行。

前足手术,以及人工关节置换之前,应特别注意施行前已述及的重要准备性小手术,如清除甲沟炎、皮肤化脓病灶、感染性胼胝等。术前多次彻底洁净、消毒皮肤的准备至关重要。止血带宜置于大腿近段,若有血管疾患,可能要放弃使用止血带。

3)跖趾关节切除成形术:为前足最主要的手术方式,它切除跖骨头和(或)趾基节基部,切骨后骨段缩短,挛缩软组织得以减张,同时去除病变滑膜,肌腱作相应松解、延长、短缩或移位。

(A) 若干主要术式

(a) 典型的切骨成形术,当推克氏手术(Clayton)[图Ⅱ-5-6-(1)],2~6年满意度达90%以上。此术适用于较典型严重畸形,切除跗及趾的跖骨头与趾基节基部,跖板作为近端带蒂的瓣成为插入物,缝于近节指骨背侧,以防止基节向背侧脱位。复位、切断或延长伸肌腱。

(b) 仅切除跖骨头,保留基节,以形成新关节(Hohmann等)[图Ⅱ-5-6(2)]。

(c) 仅切除基节基部(≤1/2)(Duvies)[图Ⅱ-5-6(3)],在跖骨干骺端切断伸肌腱,伸肌腱远端于跖侧缝于屈肌腱(Steinby),或纵形劈开伸肌腱,在近端趾间关节背侧交叉缝缩,可用或不用克氏钉固定。选择此术时,下述几点可作为参考,如跖骨头切除后,术中被动屈趾,如近端趾骨与跖骨有重叠者作趾骨基节基部切除,不重叠者则保留基节。如第1跖骨特短,跖骨头病变不明显,可仅切除近端趾骨基部。

(d) 仅切除跖骨头或仅切基节基部[图Ⅱ-5-6(4)](Kates等)。

(e) 跖骨头仅切跖侧髁部,跖面修圆;切除基节基部[图Ⅱ-5-6(5)],可切断伸趾长肌腱(Lipscomb等)。

(f) 跖骨头切除如(e),切除基节基部(Fowler)。屈趾长肌腱复位,切除跖部胼胝,缝合皮肤[图Ⅱ-5-6(6)]。

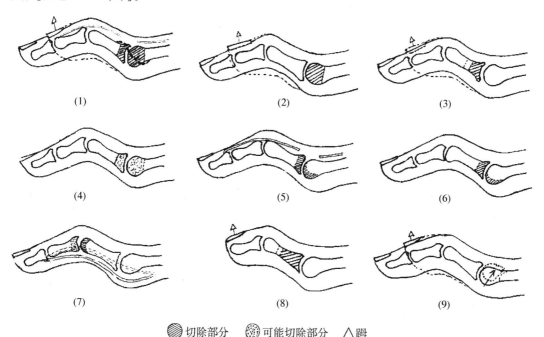

(1)	(2)	(3)
(4)	(5)	(6)
(7)	(8)	(9)

◎ 切除部分　　◎ 可能切除部分　　△跗

图Ⅱ-5-6　跗跖趾关节各种切除成形术与跖骨头下切骨

（g）跖骨头切除、修圆，必要时切除基节基部，屈趾长肌复位，缝缩胫侧关节囊（Tillmann）[图Ⅱ-5-6(7)]。

（B）跖/趾指数对跖趾关节的切除成形术有一定参考价值。术中足趾的跖骨长度由第2跖骨至第5跖骨阶梯状由高至低（D2＞D3＞D4＞D5）应严格遵循；而第1与第2跖骨的长短关系，按跖指数，有人主张取跖等指数，即第1跖骨与第2跖骨等长（Ⅲ型）（Dybowski），足趾取蹈/趾负指数（希腊型＝Ⅰ型），即第2趾比蹈趾长的处理原则（Lelievre，Viladot等）。本书作者认为根据局部病变、畸形范围及常人趾/跖骨长度特点等具体情况，不过分拘泥于上述处理原则，适当灵活掌握为宜。如常人常见的跖负指数（Ⅰ）型，跖骨头切除后，第2跖骨比第1跖骨可能略长，应属可容许范围，为减少长度差，第2趾基节切骨量可略多；如患者属跖正指数，跖骨头切骨后第1跖骨可能比第2跖骨略长，切骨后呈一完整的阶梯状（D1＞D2＞D3＞D4＞D5），其时蹈可能比第2趾略长，此时亦不宜拘泥上述"指数原则"过多缩短第1跖骨。但当蹈比第2趾或第1跖骨比第2跖骨略长或略短时，长度差均不宜超过0.5～1.0 cm。

（C）手术切口：可取足背横切口（图Ⅱ-5-7），我们常取锯齿状切口（图Ⅱ-5-8），以避免挛缩瘢痕牵引。注意勿伤皮下静脉；或分别作纵切口（图Ⅱ-5-9），于蹈、第2/3、第4/5跖骨间（Tillmann、Larmon、Durries、Liscomb等），切口可延伸至趾间隙。趾间缝合（Syndaklilierung）可使临近两趾增加稳定；或蹈作纵切口，以避免血供障碍（Vainio），蹈纵切口宜紧靠伸肌腱内侧，避免损伤皮神经支，亦不宜靠向足内侧中线，以免穿鞋时瘢痕痛（图Ⅱ-5-8,9），其他足趾仍为一横切口。于伸肌腱内侧切开关节囊进入关节。严重畸形多伴显著跖骨头下沉，取跖部横切口（图Ⅱ-5-10）有其优点，可将足底胼胝、滑囊一并切除，切除下沉跖骨头较易，还可将移位的屈肌腱复位。近端（足跟侧）作椭圆波浪形整形外科切口（Tillmann），远端切口稍偏胼胝前方，当皮肤缝合后瘢痕移开负重区；并可使向背侧翘起的足趾适当移向跖侧，从而改善足趾畸形。注意保护关节两侧的神经血管束（背侧入路同理）。于屈肌腱旁切开关节囊，暴露关节。显著爪形趾、槌状趾畸形则仍以背侧切口为宜。

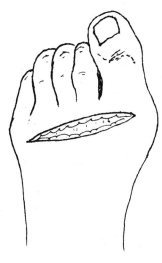

图Ⅱ-5-7　连贯切口

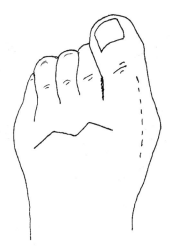

图Ⅱ-5-8　锯齿状切口

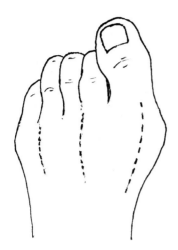

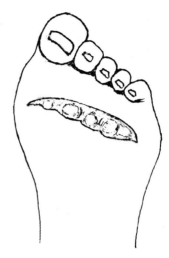

图Ⅱ-5-9　足背纵切口　　　　　图Ⅱ-5-10　跖部横切口

　　本书作者对于爪形趾多取第 2/3,第 4/5 趾间 Y 形切口,以避免挛缩瘢痕的牵引。注意 Y 形两斜臂交叉角≥90°(图Ⅱ-5-11)。畸形严重者由伸肌腱旁,不严重者可纵形劈开伸肌腱进入关节。切除部分乃至整个基节。

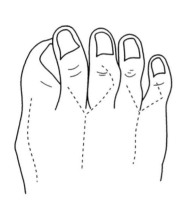

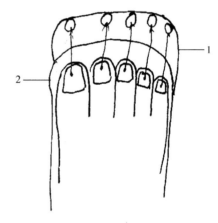

图Ⅱ-5-11　足背第 2/3 与 4/5 趾间作向　　　图Ⅱ-5-12　跖趾关节切除成形术后
　　　　　足背延长的 Y 形切口。注意　　　　　　　　　　牵伸装置示意图
　　　　　Y 字双臂之间角度≥90°。　　　　　　　　　1. 金属牵伸弓
　　　　　踇纵切口紧靠伸肌腱内侧。　　　　　　　　2. 石膏夹板

　　(D) 手术切除范围及其他注意点如下:跖骨头与/或近节趾基部切除为切除成形术的要点,原则上宜 5 个跖趾关节一并切除。切除跖骨头时注意跖侧比背侧略多切些,以避免跖侧骨增生形成痛性胼胝。如个别关节病变尚较轻,可考虑是否再耐心等待,或宁可牺牲个别病变较轻的关节,一并切除 5 个跖趾关节以保证术后效果。克氏钉纵轴固定,以保持术后间隙,虽意见不一,但严重畸形术后用克氏钉固定 3～5 周,仍为不少术者的选择。亦有克氏钉仅用于踇列者。严重畸形术后我们使用间隙牵伸法(图Ⅱ-5-12),还对防止尺倾,爪形趾等畸形复发较为理想。以橡皮筋连接穿过趾甲的不吸收缝线,紧扎于前方固定在石膏夹板上的金属弧弓上。如趾甲有病损,谨防趾甲断裂、根部松动,则经趾甲的不吸收缝线,要连带少

许趾前方软组织为妥(图Ⅱ-5-12)。单独切除第2至第5趾的跖骨头,保留第1跖骨头,因跚列过长,可致外侧数趾外翻加重;同样单独矫正跚外翻,亦可致邻趾迅速恶化。单独切除第2至第5趾基节基部,而保留跖骨头,亦非理想。常用于矫正跚外翻的跚基节近端1/2~2/3切除(Brandes, Keller, Steinby)[图Ⅱ-5-6(8)],对类风湿关节炎亦属不妥,因类风湿关节炎病变多需切除第1跖骨头。跖趾关节切除成形术可同时作关节滑膜清除,但跖趾关节炎单纯作滑膜切除不理想,因术后75%患者还需作关节切除成形术。其他软组织手术,有缝合胫(内)侧关节囊,小趾烟袋状缝合,使足趾复位,外展跚肌再固定于基节残端,伸跚长肌于内侧缝缩,内收跚肌切断后缝于第1跖骨头残端或第2跖骨等,以及必要的肌腱松解延长等。关节囊亦可插入关节切除后的间隙内。

跖趾关节切除成形术后,畸形可获相当程度的矫正,足缩短不多,乃因脱位的近端趾骨、槌状趾等得以矫正所致。

术后1周左右可藉足跟负重起床稍事活动,术后12~14天去除克氏钉及牵伸装置,初可穿有足跟、无前足的特制足跟鞋(图Ⅱ-5-13),后逐渐开始足底滚动行走。术后3个月中坚持足/趾医疗体操,注意屈趾肌活动锻炼,术后4~6周肿胀基本消退后可穿支撑跖骨头残端足垫的普通商品鞋行走。关节切除成形术后平均有效率高达80%~90%,报告中低者亦达70%。有的作者随访5年,结果示 Tillmann 术式比 Clayton、Leliere 佳(复发率较低)(Goebel)。本书作者对畸形严重跖骨头下沉伴胼胝者选 Tillmann 术式;跖骨头下沉不明显,或有爪形趾、槌状趾者选 Clayton 术式,结果两者无显著差异。术者技术熟练程度与手术效果直接有关。

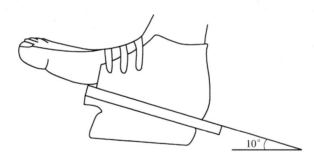

图Ⅱ-5-13 足跟鞋示意图

术后并发症有血液循环障碍、皮肤坏死、伤口愈合不良,伤口感染、畸形复发等。预防措施包括遵循上述手术原则,手外科式细致手术操作;手术前、中、后暂停影响伤口愈合的药物(如 MTX)等,不赘述。

4)第1、第5跖骨头下切骨(Helal)[图Ⅱ-5-6(9)]:对炎症病变甚轻,尚不宜作跖趾关节切除成形术者,有人建议此术。跖骨头下切骨线呈斜行,由跖远端斜向背近端走行,远端骨片向背侧及近端移位,使跚(趾)列功能性缩短,在行走足底滚动时降低跖骨的负荷。手术有效的原因还设想它对关节滑膜炎有良性作用。此术虽有和者,但对类风湿跖趾关节炎,和者仍寡。

5)第1跖趾关节固定术:此术在英、美比德国似更受青睐,有的作者(如 Vainio)特别推荐此术。它对于第1跖趾关节显著破坏,跚列较短者确有优点,可达到局部稳定,防止跚外翻的作用。跖骨切骨线与骨干纵轴垂直,基节基部切骨按下列要求进行,如取跚外翻10°~15°,背伸10°~20°(男),背伸15°~25°(女),不可有旋转(趾甲应准确向正上方)。跚比次趾

不宜长过 $0.5 \sim 1.0$ cm。远端骨片略跖移,以改善横弓,轻度外移,但不宜过多,以免挤压第 2 趾。如骨质条件较好,内固定以压缩螺丝钉较理想;如局部骨质条件不够,亦可用骑缝钉、钢丝,可吸收螺栓,1/3 管状钢板固定、或光滑或有螺纹的克氏钉交叉固定。两克氏钉交叉点不可在骨切面,以免旋转、不稳。克氏钉先进入远端骨片,末端留于骨端面,骨端满意对合后钻入近端,牢固挤压后,才钻入第 2 只克氏钉,两只克氏钉远断端在皮外弯成钝端。施此术的前提是姆的趾间关节活动度尚存,严重类风湿关节炎伴多关节病障则不宜。第 2 至第 5 跖趾关节不可作关节固定。

术后先用较轻的夹板(纤维玻璃)连同小腿固定,术后四周脚消肿后改穿硬足底鞋至 X 线示骨融合为止(约再固定 4 周)。

6) 跖趾关节人工关节置换:主要用于第 1 跖趾关节,尤其适用于跖趾关节切除成形术后外翻畸形复发、不稳者。人工关节可矫正畸形,并提供活动的关节,尤其适于骨缺损,可避免姆列缩短。但要求软组织健全,骨质条件相对较佳。斯旺森硅树脂单茎假体固定于姆基节,效果不理想。双茎假体较好,可有钛套,或称钛漏斗(Titantrichtern),可保护骨骼与植入物,增加稳定性。

Helal 型人工关节为具中央细茎硅树脂球,中央茎细,并以聚酯纤维网(Polyester-Fassernnety)加强。抗力较强、矫正畸形较佳,但感染率偏高。

钛与聚乙烯(Polyaethylen)假体,匹配密接程度高,以骨胶固着。虽异物反应较小,但假体较小,效果不佳。虽有人以圆柱状硅树脂持距体,作第 2 至第 5 跖趾关节置换,但与跖趾关节切除成形术比较,并无优势,已被放弃。

7) 姆趾趾间关节固定:适用于姆跖趾关节切除成形术后,趾间关节屈曲或过伸畸形未能矫正者。一般用中央螺丝钉压缩固定;如骨质疏松严重者加骑缝合钉;或近端作成榫状插入末节趾骨近端,另加克氏钉交叉固定;亦可以螺丝钉斜行穿过关节面固定,可不必加外固定。跖趾关节已固定者此术则属禁忌。

8) 爪形趾、槌状趾:由第 2 至第 5 趾趾间关节屈曲挛缩而成,在跖趾关节切除后畸形尚未能满意矫正者,或在麻醉下手法矫正后亦不能矫正者。若跖趾关节切除成形术中仅切除跖骨头者,可作基节小头切除,任其纤维性固定或作近端趾间关节固定。

9) 前足跖趾关节处离断截趾属不妥处置,不仅外观差,造成患者精神负担,术后病理鞋难度大,且跖骨头凸向跖侧,可能影响行走。

5.1.2　中/后足、踝关节手术治疗

(1) 发病率:中足类风湿关节炎发病率中以下踝关节与第 1、第 2 跖跗关节居高(下踝 70%,1 与 2 跖跗关节 68%),但往往因负重功能不错,临床意义较小;上踝关节发病率各家报告差异很大(10% ~ 50%)该关节以变性病变为多见。

(2) 临床特征:常见畸形为外翻平足(80%),严重外翻,外踝甚至与跟骨接触,致外踝尖痛。但内翻亦不在少数。纵弓平坦,舟状骨在内侧凸起,主要因舟楔关节病变,而非距舟关节病变所致(后者多为继发性退行性变)。除负重痛外,上踝关节病变主要为足底后/前滚动痛;下踝关节则为行走于不平坦路面时痛,踝关节病变如伴轴位异常(如内/外翻),则功能障碍与疼痛明显。除关节病变外,还可伴关节附近胫后肌、腓骨肌及跟腱滑膜炎。最重要软组织病变属跗管内的胫后肌、屈姆(趾)长肌滑膜炎,严重者可导致肌腱断裂。

跗管综合征:与腕管处不同,较少因压迫神经致足底、足趾感觉障碍。有症状者经肌电图等确证后,切开屈肌支持带,暴露胫(后)神经,切除腱旁炎症滑膜常可迅速改善症状。

(3) 上踝关节滑膜切除术:适用于关节炎症肿胀,但无明显破坏者(LDE Ⅱ级)。可切开关节,亦可经关节镜(LDE 0-Ⅰ级)手术。或两者结合,如经关节镜作关节内滑膜切除,另加开放切口切除肌腱病变滑膜。

1) 关节切开开放滑膜切除术:常需多个切口,如取踝前横切口,关节前部分暴露较佳,慎勿伤足背动脉。作者多取外踝前弓形切口,其次为内踝前切口,必要时另加内踝后切口,对清除关节后部分滑膜及胫后肌与屈肌腱炎症滑膜较佳,慎勿伤跗管内神经、血管。踝后切口虽较易进入上踝关节、跟距关节,但使用较少,因腱滑膜炎相对少见。有人强调前纵切口的优点,切口略向腓侧弯曲,可避免静脉损伤,尤其利于再手术(如人工关节置换)。腓骨肌腱滑膜切除可取外踝后纵切口。

2) 经关节镜滑膜切除术:可取前内或前方小刺切口,如取前者,在内踝前经胫前肌内缘作小纵刺切口,刺穿关节囊,置入关节镜,另一小切口放入刮刀,牵引关节,切除滑膜。电灼骨-软骨交界处残留滑膜;交换关节镜与刮刀,作其他部位滑膜切除。关节镜优点是损伤小,康复期较短。藉钢钉经骨牵引(Fix. externe)或其他牵伸装置拉开关节间隙的方法,仅用于紧绷的关节,因附加手术创伤,还不如开放切开关节来得简易。若同时作肌腱滑膜切除等手术,也需另加开放切口。开放手术后可松弛缝合伸肌支持带。术后 U 形小腿石膏固定 2 周,4 周后开始负重(若有肌腱、韧带重建手术,则要减负 6 周),后穿足垫鞋逐渐增加负重至全负重。各家报告术后满意度在 70%~90%。

(4) 上踝关节固定:适用于单侧踝关节严重破坏、骨丧失、后足严重轴位异常,韧带不稳,下端胫腓分离,而邻近关节无明显病变,骨疏松不显著的年轻患者。(固定术存在问题参见下述踝人工关节置换)。

1) 多以常规切开关节作固定术,取外踝前弓形切口,或经腓骨纵切口。切除腓骨下端3~5 cm,切除胫-距关节,必要时内踝弓形切口切除内踝(勿伤隐静脉与神经)。对合关节面,虽可用骑缝钉(内/外踝分别用弓形或有阶弓形骑缝钉),但从足跟向上沿纵轴以螺丝钉压缩固定较佳。必要时植骨,亦可取胫骨前下方骨条植入距骨。另一可能为以两个钢钉从上、下经骨压缩外固定(Fix. externe)。上踝关节固定于 90°(男性),女性如有穿高跟鞋习惯可固定于 105°。但角度大增加前足负荷,对前足类风湿关节炎病变不利,须权衡利弊。人工踝关节置换失败后作关节固定难度较大,多需自体骨植骨。以 L 形钢板固定,下臂插入跟骨。术后石膏固定至少 3 个月至 X 线示骨融合为止。骨融合率约 80%。但有趣的是虽无满意骨融合(20%左右),但未必有明显疼痛。

2) 对破坏不严重的关节可经关节镜作关节固定,先于胫骨、距骨(跟骨)安置有螺纹的施氏钉,撑开关节间隙,前方小刺口插入关节镜,后外侧小刺口放入刮刀,滑膜切除后,作关节面下切骨(可适当作矫形切骨),后予压缩固定。但亦可以两个螺丝钉交叉固定关节。经关节镜手术损伤小,伤口并发症少,但技术难度较大,尚限于个别特殊病例与有经验术者。

(5) 踝(上踝)关节人工关节置换:

1) 指征:虽较保守,但鉴于踝关节固定存在重要缺点,而类风湿多关节病变或双踝病变,一侧踝关节固定后,邻近关节及对侧踝关节功能障碍可能更趋恶化。以膝关节为例,尤其是膝人工关节置换后,踝关节余留的活动度会减轻膝关节的负荷;踝固定后,需用足底滑橇滚动鞋[参见Ⅱ.11-3.4(5)2)(B)]以利行走,但它可致不能代偿的站立不稳,双侧固定尤其。固定术后需长时间制动乃至卧床,对类风湿多关节病损患者有不利影响,体弱患者术后甚至不能使用相对较轻的关节固定病理靴。对上述类风湿关节炎有踝关节严重破坏伴疼痛者及老年患者则以选择人工关节置换为宜。

2)人工踝关节的类型:有多种类型,诸如 St. Georg, Endo, New Jersey 等型。

(A)第1代:人工踝由两假体部分构成,除单轴铰链式外,已有球/凹多轴活动结构,后者由金属与塑料构成滚动关节,胫骨假体为凹形,由塑料制成(若以塑料制成凸起部件,则磨损严重);距骨凸状假体由金属制成(图Ⅱ-5-14甲)。有的距骨假体有侧翼,以防止旋前旋后(St. Elomo Neuton Ⅲ),均用骨胶固定。

第1代人工踝关节因松动率及深部感染率较高,活动度较差等问题,效果不理想。

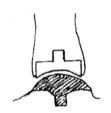 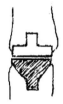 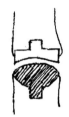

甲.三种双假体踝人工关节

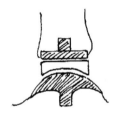 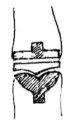

乙.两种三假体踝人工关节

图Ⅱ-5-14　上踝人工关节

(B)第二代:人工踝由3部件组成,原理类似半月板型人工膝(Goodfellow),胫骨假体为一金属板,距骨假体亦为金属,两者之间有一与胫/距假体相匹配的塑料滑体,能自由活动(图Ⅱ-5-14乙),其特点是人工关节轴线与踝关节生理轴线高度一致,有自然旋转功能,自由活动度比第1代较大,因骨固定处负荷减少,故可不用骨胶。松动率较低,但手术难度较大,并发症有距骨坏死、塑料盘半脱位等。

人工踝关节保持长期良好效果的基本条件是稳定的软组织、较佳骨质条件、正常的后足轴线。必要时作踝下关节切骨矫形融合固定,以保证正常轴线。

3)手术切口与术后处理:一般取足背与小腿下前方纵切口。过去亦有人取踝后弓形切口,切断远端腓骨,置换后腓骨复位,以压缩螺丝固定(St. Georg 型),暴露佳,但常有腓侧持续疼痛。

术后石膏固定6周,后可改用充气夹板(Aircast),随后用加足垫的后足稳定鞋。总体而言人工踝关节的迫切需要及其效果与较为成熟的人工关节,如人工髋、膝关节还是不能比拟的。

(6)足跟或下踝关节固定:下踝、足跟的跗间关节等的严重破坏、畸形、不稳、有关节融合固定指征。有单关节、双关节及 3 关节(距跟、距舟、跟骰)等多关节融合固定。虽有人仅固定单个病变关节,但选择固定距跟、距舟、跟骰 3 关节较多,效果较好。该 3 关节为后足关键关节。在此纠正后足异常轴位(如常见的足外翻)作融合固定,可保证足的稳定,被称为治疗的"黄金标准"。固定方法有螺丝钉、骑缝钉、植骨盖片或单纯石膏外固定。注意一种新的螺钉(ICOS)[图Ⅱ-5-15(甲)],其螺头较大有较细的螺纹,且后大前小,前方有张开小口。特点是力量负荷分布较佳,螺丝周围负荷较小,而压缩力却较大。压缩所需力量比广泛应用的 AO(著名骨内固定系列。1958 年由瑞士内固定协会创立)为小[图Ⅱ-5-15(乙)]。尤其适用于骨质量不佳者(如类风湿关节炎后足固定术)。在 3 关节固定前要对上踝关节状况作出评价。若有不稳,下踝诸关节固定后病况可能迅速恶化。而下踝关节本身活动度意义较小,远不能与上踝关节活动度的重要性比拟,故轴位正常的融合固定却可获较佳结果。

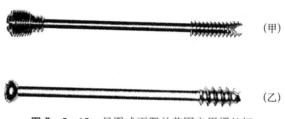

(甲)

(乙)

图Ⅱ-5-15 足跟或下踝关节固定用螺丝钉

ICOS 螺丝钉(甲),AO 螺丝钉(乙)

手术可楔形切骨矫正内/外翻,缩短内侧脚柱,延长外侧脚柱,适当抬高纵弓,矫正平足等。固定位置取外翻 7°,外旋 10°为妥。

1) 手术切口:手术可取后足背纵切口、前外侧切口或后足弯曲纵切口等。作者常取外踝后下弓形切口,将腓骨长短肌拉向下方,暴露并切除跟骰关节,骨撑开器(图Ⅱ-5-16)有利其下方距舟、跟距关节的暴露与切除。以骑缝钉固定跟距关节,以两只克氏钉斜形固定距舟及跟骰关节。原则上宜节省切骨,楔形切骨矫形要仔细测算切骨后对合状况。必要时予以植骨。但关节严重破坏、骨缺损、不稳,则以 3 螺丝钉压缩固定 3 关节为妥,但要谨防骨碎裂。或选上述 ICOS 螺丝钉。术后石膏固定 12 周,后可改用行走石膏。有明显骨疏松者,负重不可早于术后 10 周。

2) 全踝关节固定:指除融合跗间等踝下关节外,同时固定上踝关节。螺丝钉可由胫骨干骺端经距骨达跟骨结节。

3) 手术结果:良好者可达 85%。3 关节固定术后,虽有 X 线显示有骨融合不良的病例,但无疼痛症状者不在少数。

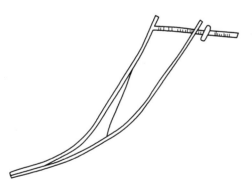

图Ⅱ-5-16 骨撑开器

参考文献

[1] ARO Rheumaorthopädie [M]. Steinkopff Verlag, 2005.

[2] Braun A. et al. Fuβ-Erkrankungen und Verletzungen (Praktische Orthopaedie) [M]. Steinkopff

Verlag, 1999.

[3]　Christ RM, et al. Die OSG-Prothese (S. T. A. G) [J]. Orthop. Praxis 5(2005)254－258.

[4]　Göbel D. Über die funktionelle Relevanz nach Vorfuß-korrektur [J]. Orthp. Praxis, 8(1998) 532－534.

[5]　Gschwendt N. Die operative Behandlung der chronischen Polyarthritis [M]. Thime Verlag 2. Auflage, 1977.

[6]　Hanslik-S B. Rückfußarthrodesen bei rh. Fußdef [J]. Orthop. Praxis, 5(2005)242－244.

[7]　Huber W. et al. Verschiedene Kanülierten Schrauben zur Arthrodese des Rückfußes [J]. Orthop. Praxis, 5(2005)245－253.

[8]　Mittelbach H. R, et al. Die verletzte Hand [M]. Springer Verlag, 1979.

[9]　Mödder G. Die Radiosynoviorthese in Rheumatologie und Orthopaedie [M]. Satz ＋Druck：Warlich Druck und Verlags. mbH, 1995.

[10]　Nogler M. Minimalinvasive Hüftendoprothetik über den direkten anterioren Zugang [J]. Orthopaedie / Unfallchirurgie (Kompendium Thieme), 1(2009)22－23.

[11]　O. Steinbrocker, C. H. Traeger, R. C. Batterman. Therapeutic criteria in rheumatoid arthritis [J]. J Am Med Assoc, 140,659 (Jun 25,1949).

[12]　Tillmann K, et al. Orthopaedieschuhtechnische Versorgung rheumatischer Füße [J]. Med. orth Tech, 109(1989) 142－146.

[13]　Tillmann K. OSG-Endoprothetik [J]. Orthop. Praxis,4(2007)191－195.

[14]　Torklus von T, et al. Die obere Halswirbelsäule [M]. Georg Thieme Verlag, 1975.

[15]　王慰年. 人工膝关节[M]. 上海：复旦大学出版社,2004.05.

Ⅱ.6　膝关节类风湿关节炎

6.1　发病率

膝关节为常见罹及关节。人口中发病率约 1％，其中 75％ 为女性。病程较长的类风湿关节炎 70％～90％ 有膝部罹犯，比髋关节罹犯约多 1 倍，幼年型类风湿关节炎膝罹犯甚至居发病第 1 位。同时侵犯双关节达 65％～70％。60％ 保守治疗无效需作人工关节置换，它比关节变性病(骨关节炎)作人工关节置换平均早 5～10 年。

6.2　临床特征

膝关节静止痛、站立负荷痛、行走时膝痛及活动障碍，关节积液可出现"浮髌"征，术者以一手指按压髌上隐窝区域，同时另一手以手指快速触按髌骨，髌骨经积液触击股骨出现浮沉感。可出现不同程度畸形与轴位异常,典型者为膝外翻(图Ⅱ-6-1),约50%可伴胫骨外旋与向外半脱位。内侧副韧带延伸,外侧副韧带短缩,髌骨不稳。常见膝屈曲挛缩(图Ⅱ-6-2),少见膝内翻、罕见膝反张。

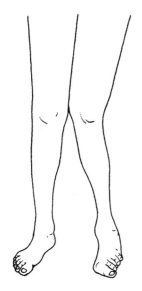 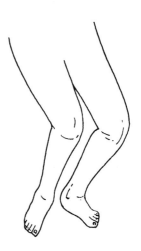

图Ⅱ-6-1　49 岁女性类风湿关节炎患者,左膝显著外翻畸形,左足可见蹒外翻等畸形　　　　图Ⅱ-6-2　中年女性类风湿膝关节炎患者,见膝关节严重屈曲挛缩 (Kind Permission of G. König)

6.3　辅助诊断

6.3.1　超声波检查可示积液、囊肿等。

6.3.2　磁共振检查除关节囊肿等外,可示半月板及关节周围韧带等软组织及关节周骨血供状态等。

6.3.3　X 线检查可示炎症破坏、间隙狭窄、畸形等,为术前计划重要依据之一,病变可参考拉氏(LDE)分级。

6.4　手术治疗

6.4.1　滑膜切除术

(1)指征:药物治疗持续 6 个月尚无效者。拉氏分级中 0、Ⅰ、Ⅱ级比晚期效果好,故应掌握时机。

(2)手术方法

1)传统关节切开滑膜切除:历史已逾百年,此术最先应用于膝关节。可选全麻或硬膜外麻醉,后者更宜,术后经硬膜外保留导管可持续给药止痛,利于术后早期进行活动锻炼。常规多用大腿部止血带。

(A) 切口,可取前方或背侧切口

(a) 前方切口

① 髌旁内/外纵切口:适用于关节上/内/外滑膜清除,多另取背侧纵切口清除背侧滑膜。髌内纵切口为 Payr 切口,向上背侧延长,可作股肌下剥离,该延长切口可用于以后必要时的人工膝置换(图Ⅱ-6-3)。

② 正中纵切口:采用者颇多,可于内外侧切开关节囊,此切口亦便于以后必要时的人工关节置换(图Ⅱ-6-3),但术后屈膝可能增大瘢痕,有碍美观,为其缺点。

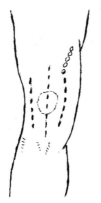

图Ⅱ-6-3 ......示正中纵切口与髌两侧切口,内侧为 Payr 切口
。。。。为 Payr 延长切口,适用于人工膝置换

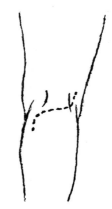

图Ⅱ-6-4 腘窝 S 形切口,必要时内下可延长至小腿中下部

(b) 背侧 S 形切口(图Ⅱ-6-4),关节囊可作 2 个纵形切开,对膝后方滑膜清除较佳,尤其适于处理腘窝囊肿(贝克囊肿),严重屈曲挛缩可作一关节囊横切口,而不缝合。此外尚可作肌腱、神经松解,注意勿伤腓神经与腘肌腱。

(B) 术后处理:引流管拔除后,必要时作电动关节活动锻炼(CPM)。晚间以伸膝支架,逐渐将膝完全伸直。拆线后 2 周可辅以水下体操。逐渐增加负重,术后 3 周可完全负重。如屈曲<90°,宜麻醉下被动加力活动,以增加屈曲度。

(C) 并发症:感染与神经、血管、韧带损伤均较少,主要问题是炎症复发与再手术,术后 6 年再手术率约 24%。

2)经关节镜滑膜切除:可取髌韧带旁、髌骨上方或股髁后等不同高度放入关节镜与所需器械。例如髌韧带外侧小切口,可先用 30°(必要时 70°)关节镜等,以冲洗液充盈关节后作窥镜诊断,髌韧带内侧按需要置入触钩、电烙钩、钻孔器、持物钳、咬骨钳、摆动式刮刀装置及激光装置(起止血及纤维化作用)。术毕以冲洗液充盈关节,2 小时内不开放引流,外加压力包扎以减少出血。大约于术后 2~3 周关节渗液消退后开始负重。

3)上述两种方法的选择:关节镜手术优点为损伤小,感染机会少,术后少痛,可及早开始在电动器械上活动锻炼。短中期结果优良(60%~90%),至少不逊于传统关节切开滑膜切除术。但关节镜手术对术者技术要求较高,普遍推广尚有待时日。此外对较晚期病例已有破坏,或复发性滑膜炎有坚韧的滑膜血管翳,继发变性病变;已有韧带、软组织变化,需重建关节内外结构以及骨囊肿等仍以关节切开手术为宜。

不论选择关节切开或经关节镜手术均要尽力做到较彻底清除病变滑膜,尤其是各隐窝(如腘隐窝、半月板下隐窝)、骨软骨交界处、侧韧带止点附近滑膜等。半月板仅于有深裂、缺损时方予切除但不作常规切除。常规清除骨赘时要当心前叉韧带,因为此处断裂不少见。软骨缺损处可作多个钻孔。外侧关节囊挛缩或髌外移可作外侧减张切开。滑膜切除尤其对早期病变虽有较佳结果,但类风湿关节炎毕竟病变有继续进展复发及出现骨、软骨破坏可能。术后仍有 20% 病例需作人工关节置换。

鉴于传统关节切开或经关节镜滑膜切除均存在滑膜清除不彻底的缺点,有人主张在滑膜切除术后 6 周,关节腔已经封闭,并已再生第一层完整细胞膜,可应用放射或化学滑膜清除,如钇^{90}(Yttrium90)[参见Ⅰ.5.2.1(2)1]]等。

6.4.2　腘窝(贝克)囊肿

(1) 临床与诊断:类风湿关节炎病程在 5 年以上,30%～40% 病例可能形成此囊肿。除腘窝处肿胀外,可有疼痛、膝关节活动限制等。增大的囊肿可向小腿中/下部延伸,伴腓神经、腘部静脉受压等。除临床征象外,超声波、关节造影、关节镜等亦有助于诊断。

(2) 手术指征:保守(包括激素注射等)无效,较大囊肿,有破裂威胁者(类风湿关节炎发生率较高)。

(3) 手术:小的囊肿可在滑膜切除术一并截除(若不作滑膜彻底清除,复发率高),大囊肿宜与滑膜切除分期进行。俯卧位,取上述腘窝 S 形切口(图Ⅱ-6-4),剥离切除后,蒂部(多在半膜肌腱止点附近)作荷包缝合,若有较大缺损,可以用腘部筋膜覆盖。

6.4.3　人工膝关节置换

(1) 指征:膝关节显著破坏伴静止痛与负重痛,内/外翻畸形、屈曲挛缩伴软组织失衡,活动限制,或较少见的韧带、关节囊松弛致超常活动,关节不稳致行走障碍等。

年龄并非手术与否的决定因素,类风湿关节炎手术的平均年龄比关节变性病为低,幼年型类风湿关节炎则可能年龄更轻而被迫手术,本书作者总结 207 例成人人工膝关节置换中,最年轻者为一 32 岁女性。

X 线拉氏分级在Ⅳ—Ⅴ级。X 线片对诊断与手术均具有重要性。如膝关节正或侧片,髌的切线片等,可绘出各种轴线,如直立长腿片由髋关节中心向地面的垂直线(负重线,Mikulicz 线),正常应通过膝关节与踝关节中心。关节线等可提供畸形诊断与手术矫正的重要参考(图Ⅱ-6-5 与 6)。骨盆正位片可了解双髋状况(类风湿关节炎 50% 有髋病变,可有膝部放射痛),必要时作侧方加压片,以判断膝侧方稳定性,或辅以磁共振检查。

(2) 人工膝关节型的选择:由于类风湿关节炎发展的基本态势为进行性全关节病变,纵然术时尚未见全关节显著病变,但并不能排除病变的进一步发展、恶化可能,因此单髁(股骨髁或一侧平台)置换,或半部(一侧股髁和同侧平台)置换罕有指征。置换宜选全髁人工膝,它包括股骨双髁、胫骨平台与髌后 3 假体,但因髌后置换尚未成为常规,故所谓全髁人工膝亦可能仅包括股胫两部假体。

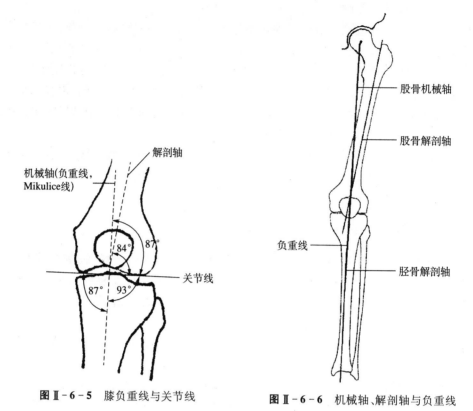

图Ⅱ-6-5　膝负重线与关节线

图Ⅱ-6-6　机械轴、解剖轴与负重线

　　按病变破坏、畸形、软组织均衡与稳定性损害的不同程度可选择下列不同的全髁人工膝：

　　1) 部分匹配限制全髁型,用于初次置换或翻修替换有上升趋势,此型人工膝种类繁多,诸如PFC, LCS, PCA等不胜枚举。其中保留后叉韧带型,因后期常出现后方不稳或膝反张,再手术率高,若后髁破坏伴屈曲挛缩则更宜切除后叉韧带而选用后叉替代型(后方稳定型),后者亦有不少型号。PFC-SIGMA压-适-髁型,其髁间盒人工股与人工胫塑料盘的棘突与横档互为关节,并将剪力均匀转化成压缩力(图Ⅱ-6-7)。

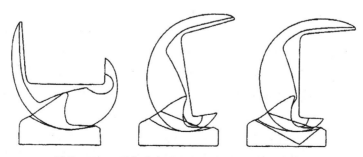

图Ⅱ-6-7　后方稳定型(PFC-SIGMA压-适-髁型)

　　后叉替代型(后方稳定型)手术亦较简易,并能改善屈膝度(屈膝超过100°,有利于患者由坐位起立行走)(图Ⅱ-6-8自然型)。

（A）后方稳定髁型：适于前/后不稳定移位<5 mm，内/外方向则内侧稳定，外侧不稳，但掀开度<5 mm，内外翻 20°～30°，屈曲挛缩 20°～30°，屈伸间隙差<1.5 cm。

（B）（超）限制后方稳定髁型：适于内/外、前/后不稳定，移位在 5～10 cm，内/外翻 30°～40°，屈曲挛缩 30°～40°，屈伸间隙差在 1.5 cm 左右。

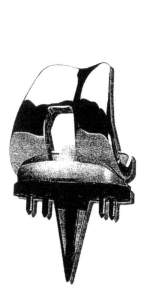 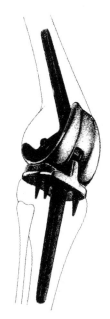 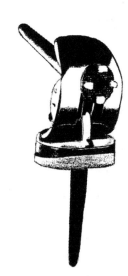

图Ⅱ-6-8　自然型后方稳定全髁人工膝　　图Ⅱ-6-9　勃劳(Blauth)型轴链人工膝　　图Ⅱ-6-10　GSBⅢ型半限制轴链人工膝

2）限制与半限制轴连型：宜选新型如 GSB 型或 Blauth 型等。Blauth 轴链人工膝（图Ⅱ-6-9）有切骨量较少，接触应力低，磨损较少，承受负荷与耐磨损结果不逊于髁型人工膝，尤其是有稳定性不依赖膝周软组织等优点。但长茎及骨胶固定对术后万一感染及替换翻修均造成困难是其缺点。

新型 GSB（GSBⅢ型）为半限制轴连人工膝，有多中心旋转轴，矢面上运动机制类似自然膝（图Ⅱ-6-10）。此类型人工膝可用于初次置换，但更多用于翻修替换。它们适用于关节严重破坏，内/外翻>30°～40°，韧带不稳显著，前/后与内/外不稳>10 mm，伴半脱位，屈伸间隙差>1.5 cm，屈曲挛缩>40°，显著骨缺损等。

3）非匹配限制全髁型：要求韧带、软组织基本均衡，关节稳定，不可有明显畸形与屈曲挛缩，对膝类风湿关节炎少有指征。

上述选型的具体条件仅为参考，宜按患者个体与膝部具体情况综合考虑决定。

4）人工髌置换：意见尚未统一。由于股/胫假体植入后不少患者术后疼痛减轻，人工髌置换似非必要；但因髌后多有显著病变，置换后病状改善明显，尤其是可能罹病的髌后软骨与滑膜彻底清除至关重要，故认为应常规置换；而折衷意见乃根据具体情况（如术前有否髌痛等）作髌后选择性置换，但不作为常规。髌假体种类也不少，置换时要注意髌假体与遗留髌骨及股/胫假体的匹配、软组织均衡（如必要时，外侧关节囊切开）等。

（3）部件选择：由于类风湿关节炎骨质疏松及存在的畸形、轴位异常等宜选择适当假体部件。股髁侵蚀破坏变小,如髁型宜选较大的股髁假体与较粗的髁间部件或加增厚片,必要时选用带长茎的胫骨假体等。

(4)假体固定:不用骨胶固定法,有的作者报道有相当不错的结果,但多数作者仍主张用骨胶固定,尤其是多关节病变上肢不能拄拐,术后下肢需立即全负重更宜选用骨胶。由于松动多发生于胫骨,采用所谓混合固定法(Hybrid),即胫骨假体以骨胶固定,而股骨不用骨胶者有增加趋势。

(5)手术技术

1)切口:常用髌前直切口或 Payr 延长切口(图Ⅱ-6-3)。若有前手术,要注意切口与之保持一定距离。一般由髌内侧切开关节囊与支持带达股四头肌内缘。显著膝外翻可选外侧切口。由于类风湿关节炎患者皮肤菲薄易损,宜作皮肤、皮下脂肪、深筋膜整块剥离,避免不必要的广泛剥离,以避免血供损害。驱血带优于阻血带。

挛缩性内/外翻、屈曲挛缩的处理如软组织松解、缝缩等:膝外翻作外侧切开松解,注意勿伤髌血供,松解外翻、屈曲挛缩时注意避免腓神经损伤。均衡侧方张力,有的人工膝型有张力测定仪(balan Syn TM);适当切骨,选择适当人工膝型、置入盘、增厚片等。

切骨面有典型与解剖式之分,轴向定位有髓内、髓外之分。注意均衡屈/伸间隙与关节线位置。切骨可藉切骨模具辅助。近期计算机导航、机器人辅助手术显著提高了手术准确性。

2)骨缺损:可于缺损基部作水平或斜形切骨,取关节切下的骨片或对侧楔形骨片充填或以金属增厚片衬垫。

(6)术后处理:一般下肢置于平坦支架上,严重屈曲挛缩术后,先取屈膝 40°,后逐渐伸直,以保护腓神经与皮肤血供,术后即开始肌肉等长舒缩活动。引流管拔除后,在硬膜外插管输药止痛条件下开始活动锻炼。如有特殊情况起床可能延至 10 天后,否则第 1 天即可起床活动。大约在术后 2 周开始逐渐增加负重,骨胶固定者则术后短期内即可负重。

(7)术后并发症

1)感染:为严重并发症。类风湿关节炎因疾病本身加上激素等药物的作用,其发生率比变性关节病作人工膝置换高 2~3 倍。预防措施诸如术前清除所有细小感染病灶,手术前、中、后的抗生素应用,使用含庆大霉素(正泰霉素)骨胶等应给予重视。

2)非感染性松动:多发生于胫骨假体,预防措施如使用骨胶,轴位异常有效纠正等。

3)腓神经损伤与伤口愈合障碍:注意上述提及的预防措施。

4)髌人工置换后疼痛。预防措施如选用适当的髌假体(不可过厚,应与人工股假体相匹配等),必要时外侧软组织松解,注意屈/伸间隙均衡等。

(8)手术结果:人工膝置换对类风湿关节炎严重破坏病损效果肯定。本书作者报告 Blauth 人工膝置换 207 例,随访 188 例(91%),平均 33 个月,最长病例近 8 年,总的优/良结果 96%,其中类风湿关节炎略优于变性骨关节病(骨关节炎)。文献报道髁型人工膝术后减痛>80%(König 等),10 年存活率>85%(Robertson 等)。

(9)人工膝翻修、替换:瑞典大宗病例调查中,全髁人工膝再手术替换 3.4%,其原因依序为松动(28%)、感染(25%)、髌问题(13%),其余为不稳及其他机械故障。3 部件全髁人工膝占替换 3/4,轴链人工膝占替换 11%。特别注意人工膝感染后替换前,需作反复穿刺,放射性核素及放射性核素闪烁扫描等检查证实感染已彻底清除后方可进行。替换可选限制全髁型或新型轴链型人工膝。

(10) 膝关节融合固定:指征严格,只适用于翻修替换不复可能,人工膝感染不能控制,广泛骨缺损,神经肌肉功能损害不可修复,膝周软组织缺损的修复不复可能,患者情况差不能耐受复杂手术,抗生素过敏,患者要求等方可考虑。膝关节固定术后长时间活动限制,对老年人尤其不宜;对侧膝关节严重病变;同侧或双侧髋、踝严重病障;严重下肢血液循环障碍;一般情况过差、不能耐受手术等亦属不宜。

德国柏林 Merete 医学公司推出一种可调换金属双瓣卷持距体系列(金属骨桥)作膝关节固定(图Ⅱ-6-11)。其两瓣由紧夹螺钉(Klemmschrauben)固定。上/下各有一茎插入股骨与胫骨,可用亦可不用骨胶固定,并借插销螺丝钉(Verriegls-schrauben)固定,防止旋转。持距体固定前可调节屈伸、旋转及内/外翻位置。持距体还可能刺激骨生长,并可存放抗生素。术后,尤其是骨胶固定者,活动限制时间缩短。此持距体系列可用于人工膝关节置换后感染失败,并伴大量骨缺损、暂不宜作替换手术者。但亦可用于其他原因,如外伤,肿瘤所致骨缺损。亦可用于长期膝关节固定。

(11) 1 期双侧人工膝置换:已有较大量病例报告(Boettner 等)。Blauth 人工膝双侧 1 期手术置换亦有 87 例报告(G. König)。类风湿关节炎患者因多关节病变需手术处理,1 期双膝手术的优点有减少手术与麻醉次数,缩短住院时间,减少治疗费用,行走与活动功能恢复较快等优点;但手术创伤与失血量较大,手术要求严密地组织安排,尤其是患者要具备一般情况佳、无心肺血管等重要脏器的功能损害等条件。而术者应具备相当丰富手术经验的条件,故不能视为常规[参见Ⅰ.5.1.4(1)(A)]。

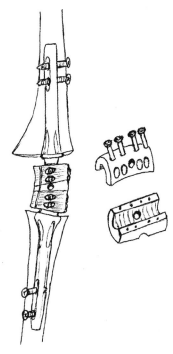

图Ⅱ-6-11 金属骨桥-膝关节固定(Merete 医学公司)

其他手术如膝关节邻近切骨矫形纠正轴位不良等对膝关节类风湿关节炎罕有指征。

参考文献

[1] ARO Rheumaorthopädie [M]. Steinkopff Verlag, 2005.
[2] Eulert, J. König A. Praxis der Knieendoprothetik [M]. Springer Verlag, 2000.
[3] Gschwendt N. Die operative Behandlung der chronischen Polyarthritis [M]. Thime Verlag 2. Auflage, 1977.
[4] Hassenpflug J. Die Blauth-Knieendoprothese [M]. Verlag Hans, 1992.
[5] Huber W. et al. Verschiedene Kanülierten Schrauben zur Arthrodese des Rückfußes [J]. Orthop. Praxis, 5(2005)245 - 253.
[6] Jerosch J. Der Oberflächenersatz bei der deg [J]. Omarthrose, Orthp. Praxis, 12(2007) 635 - 641.
[7] Keysser M, et al. Basistherapie der Rheumatoidarthritis [M]. Henning Berlin, 1995.
[8] König, G. Beitrag zum multiplen endoprothetischen Gelenkersatz an Hüft und Kniegelenken [J]. Z. Orthop, 119(1981) 65 - 71.
[9] Miehle W. Gelenk u. WS-Rheuma [M]. EULAR Verlag, 1987.

[10] Mittelbach H. R, et al. Die verletzte Hand [M]. Springer Verlag, 1979.

[11] Mödder G. Die Radiosynoviorthese in Rheumatologie und Orthopaedie [M]. Satz ＋Druck: Warlich Druck und Verlags. mbH, 1995.

[12] Nogler M. Minimalinvasive Hüftendoprothetik über den direkten anterioren Zugang [J]. Orthopaedie / Unfallchirurgie (Kompendium Thieme), 1(2009)22－23.

[13] Osteo Bridge Family. Merete Medical GmbH (BioBall Company) [M]. Berlin, 2002.

[14] Schulze-Koops H, et al. Diag. Prgnost-Bedeutung von Anti-CCP-Antikoerper [J]. Deutsch Med. Wochenschr, 131(2006)269－271.

[15] Tillmann K. Die operative Rehabilitation der rheumatische Hand [J]. Orthop. Praxis, 10(1997) 637－639.

[16] Tillmann K. Die Synovek. für entz. -rheum. Krankheit [J]. Z. Orthop,129(1991)129－135.

[17] K. Tillmann. Recent advances in the surgical treatment of rheumatoid arthritis [J]. Clin Orthop Relat Res, 62 (Sep, 1990).

[18] Tillmann K, et al. Die offene dorsale Synovektomie des Kniegelenkes [J]. OP. orthp. Traumatol,8 (1996)271－278.

[19] Wang, W. N. Clinical Observation on Blauth's total Endoprothese of the knee Joint [J]. Arch. Orthop. Traum. Surg, 103(1984) 263－268.

[20] Wang, W. N., König, G. Vorschlag zur technischen Erleichterung der Blauth-Knieendoprothese-Implantation [J]. Z. Orthop,122(1984)178－184.

[21] Wang, W. N. Die Scharnierkniegelenkendoprothese nach Blauth [M]. Druck: Benedict Press, 1983.

[22] Wehling, P. et al. Gentherapie against rheumat [J]. Arthritis. Orthop. Praxis, 45(2009)97.

[23] P. Wehling et al. Clinical responses to gene therapy in joints of two subjects with rheumatoid arthritis [J]. Hum Gene Ther, 20, 97 (Feb, 2009).

[24] 卫生部药典委员会. 药名词汇(An English-Chinese Dictionary of Drug Names)[M].北京:化学工业出版社,1991.09.

[25] Wohlrab D. et al. Ergebnisse einzeitiger VS zweizeitiger bilateraler Knie-TEP-Implantation [J]. Z. orthop. und Unfallchirurgie, 149(2011)178－183.

[26] Ziwjan JL. Die Behandlung der Flexionsdeformitäten der Wirbelsäule bei der Bechterewschen Erkrankung [J]. Orthp. Traumat, 29(1982)195.

Ⅱ.7 髋关节类风湿关节炎

7.1　发病率

　　类风湿关节炎多见罹犯人体中小关节,罹犯髋关节相对较少,文献报道为 3%～30% 不等,幼年型类风湿关节炎则为例外,髋关节较早被侵犯并迅速导致严重破坏、关节僵直与严重畸形。

7.2　病理解剖特点

　　髋关节属骨端与骨端紧密相接的关节,圆形股骨头由深凹的髋臼包绕,并由周围坚韧的肌肉、关节囊等软组织保护。由于炎症病变、疼痛、废用,加上激素等药物的作用,髋周骨质疏松显著[85%(ARO)],关节间隙狭窄,股骨头畸形。严重者髋臼底变薄,可连同股骨头向盆骨内凸(图Ⅱ-7-1);更严

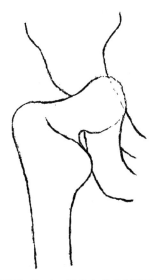

图Ⅱ-7-1　髋臼内凸(示意图)

重者髋臼底骨折,股骨头凸入骨盆,形成所谓中央型髋脱位,为人工髋关节置换造成困难。

7.3　临床与诊断

炎症病变常为双侧性,但严重程度却可有不同,除疼痛(负荷痛),关节活动限制(如内旋等),髋前部压痛外,可出现屈曲与外旋等畸形,髋周肌肉萎缩,由于髋的解剖位置较深,并由许多肌肉包绕,临床诊断可能有困难,多需辅助诊断措施,如超声波、X线、计算机体层摄影或磁共振成像、放射性核素闪耀扫描等。它们对手术与手术方法的选择不可或缺。诊断不明时,偶有人用少伤扰性的关节镜检查。

7.4　手术治疗

7.4.1　滑膜切除术

(1) 手术指征:保守治疗无效的单关节炎、复发性滑膜炎,有髋臼向骨盆内凸威胁者。幼年类风湿关节炎炎症进展、恶化者。

(2) 术前诊断:除临床外,辅助检查如超声波(示积液、囊肿等),X线影像(LDE分级),磁共振(可示血管侵犯状况等)。

(3) 传统关节切开滑膜切除术:手术中应注意滑膜清除彻底性,尤其是髋臼窝、股头韧带、髋臼边缘、股骨头/颈交界处及关节囊止点处滑膜。因它们是与病变进展密切相关的侵袭攻击点,也是手术奏效与否的关键。

1) 手术与切口:硬膜外麻醉或全麻,宜选择损伤较小切口,且该切口亦可作为以后可能的人工髋关节置换为宜。

(A) 后方臀部切口(Thabe, Tillmann):损伤较小,对髋关节的暴露较佳。注意进入髋臼的切口尽可能靠近髋臼缘,以避免损伤股骨头血供,此切口必要时可作髋臼顶成形术以加强稳定。

(B) 前外侧切口(Watson-Jones):暴露较差,使用已较少,仅适用于髋关节前份滑膜切除,或有髂耻囊肿时。20岁以上患者,(A)、(B)两种切口均需将股骨头脱位,它有致股骨头坏死隐患,虽发生率不高(1%左右),但为严重并发症。对幼年类风湿关节炎患者更属不宜,但若磁共振成像示髋底有明显炎症病变者,仍不得不勉为其难。文献报道不多,结果不太理想,未获普遍接受。

(4) 经关节镜滑膜切除:不必广泛切开关节囊以暴露关节,麻醉下将下肢牵伸扩大髋关节间隙,可避免将股骨头脱位,从而避免股骨头血供障碍致股骨头坏死的严重后果。虽对技术的掌握要求较高,但毕竟是一种有前途的手术方法。

手术:仰卧,硬膜外或全麻下牵伸手术腿(牵引力为35～65 kg,国人为23～45 kg),可取前外侧入路,于大粗隆水平,髂前上嵴下3～4横指,股动脉外3横指,藉监视屏控制下,向股骨颈方向插入套针,穿透关节囊后注入林格液(压力在100 mmHg左右),压力不可过高,以防静脉回流障碍导致股骨头坏死。检视髋关节.另一切口放入钳、刮刀、激光装置等,作滑膜切除。

(5) 半关节镜滑膜切除：经大粗隆上略向后凸作皮肤切口，藉荷曼拉钩暴露关节囊，在前上方与前方各作一刺口，其一刺口放入关节镜，另一刺口放入滑膜切除所需机械，牵伸下肢，在监视屏观察下作髋臼底部与股骨头韧带处滑膜切除；随后作前关节囊门扇状切开，松解下肢的牵引固定，使髋能活动于不同位置，以多方位展示髋内容物，作余留滑膜切除。此法有减少手术损伤及发挥关节镜之优点，但尚有不少争论。

(6) 术后处理与手术结果：单独藉关节镜滑膜切除手术，下肢可立即负重及功能锻炼。传统关节切开滑膜切除术后，亦立即开始功能锻炼。以行走支架减负下行走，术后 3～6 周逐渐增加负荷，6 周后全负重。

结果：滑膜切除术后，疼痛、行走距离、活动功能等临床指征迅速改善。早期滑膜切除术有延缓炎症破坏及预防髋臼向骨盆内凸之效。除一般手术并发症外，偶有阴部神经(N. Pudendus)损伤。

7.4.2　髋人工关节置换

(1) 指征：疼痛、负重痛加剧，行走明显限制，X 线Ⅳ-Ⅴ级(LDE)，非手术治疗 1/2 年未见好转要考虑手术。如临床征象与 X 线征象进行性恶化，破坏明显，股骨头、髋臼向骨盆内凸，或有内凸倾向者，幼年型类风湿关节炎则不受上述 1/2 年保守治疗无效的限制而应及早手术，因本病与关节变性病不同，病变恶化会迅速增加手术难度，手术效果也令人担忧。成人类风湿关节炎人工髋置换平均年龄比关节变性病约年轻 10 岁，而幼年型类风湿关节炎平均年龄则更低。术前计划与准备参见Ⅰ.5.1.4。

(2) 假体与固定方法的选择：用于类风湿关节炎的人工髋型种类繁多，难以一一罗列。固定方法有使用或不使用骨胶之别，各家报告结果不尽相同，讨论亦仍未终止。

德语系国家及瑞士的矫形风湿外科协会(ARO)曾随访 3 131 例人工髋置换，其中风湿病 591 例，髋臼与股骨假体均使用骨胶、不用骨胶，以及部分使用骨胶固定者各占 1/3，可见意见分歧与选向不同的概况。

有作者报道成人类风湿关节炎人工髋置换 5 年以上随访中松动率达 43.5%，髋臼部假体非感染性松动的替换率为股干假体的 1 倍，故髋臼部松动乃人工髋置换的主要问题。ARO 报告中髋臼假体不用骨胶固定比应用骨胶固定多 2 倍余(7:3)，前者中使用带螺纹假体(图Ⅱ-7-2)比半球状压-适-假体(图Ⅱ-7-3)多。PM-Aesculap 型金属髋臼亦带螺纹，与图Ⅱ-7-2不同的是，4 条螺纹不居髋臼的外全周。

髋臼凹内面有 3 凸起，与聚乙烯内套的凹形相匹配对合卡紧，股头亦为陶瓷，亦有具外螺纹的陶瓷髋臼。带螺纹假体的松动率相对较少，但要求骨质量相对较佳。但非感染性失败需替换者中不用骨胶者比使用骨胶者高出 1 倍以上；不过亦有骨胶固定的松动率比不用骨胶固定者高的报道。人工股假体使用骨胶比不用骨胶为多，假体有韦伯(Weber)型、米勒(Müller)型等；不用骨胶固定的有 PE-RM(Morscher)、CLS、Link 等型。不用骨胶的替换率比使用骨胶者多 1 倍左右。不用骨胶失败的原因可能有骨吸收、骨疏松、骨样组织增多、应力反应(Stress Schiedling)致骨萎缩，髋臼底薄弱、内凸等。

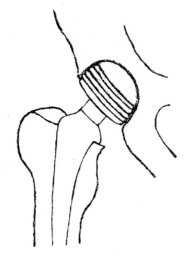

图Ⅱ-7-2 螺纹髋臼,不用骨胶

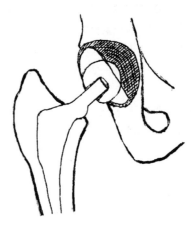

图Ⅱ-7-3 髋臼与股干均以压-适-法(Morscher型髋人工关节)固定,不用骨胶

就假体而言,僵硬假体(如陶瓷或金属衬底髋臼)致骨萎缩对固着不利。选用略有弹性的聚乙烯髋臼,可能较好。至于激素抑制骨生成的观点和者甚寡。由于上述诸原因,有人偏爱骨胶固定(Wessenhage 等),但使用骨胶虽可在植入假体与骨之间黏着啮合,达到初期稳定,但存在诸如骨胶老化,磨损,吞噬细胞作用受抑,尤其是替换时丧失骨质较多等众所周知的不少缺陷,从而主张不用骨胶固定为好。目前主张混合法(Hybrid),即髋臼不用骨胶,但股干使用骨胶固定者不少。图Ⅱ-7-2、3、4所示股骨干为金属干(钴、铬合金),有人反之,当置换失败作替换手术时,因余留骨质薄弱,并有髋臼内凸,乃使用高分子低压聚乙烯髋臼假体加自体骨植骨,必要时髋臼底加十字支撑杯(图Ⅱ-7-4与5),以骨胶固定;股干假体不用骨胶(图Ⅱ-7-2、3与4)。

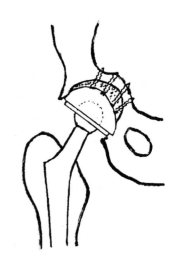

图Ⅱ-7-4 髋臼内凸,臼底植骨,骨胶固定髋臼,并附以螺丝钉固定(示意图)

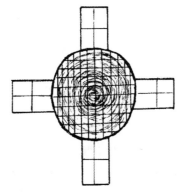

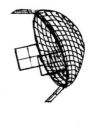

图Ⅱ-7-5 髋底十字支撑杯(示意图)

当前在选择使用骨胶与否时宜注意下列几点:术后需立即负重者,尤其是因上肢病变,不能有效助拐者宜选用骨胶固定。使用高度均质、无气泡骨胶会显著提高骨胶抗机械负荷性能。因初期稳定,尤其是人工股假体效果肯定;年轻患者则不用骨胶为宜,其中期效果亦属满意;髋臼假体不论使用骨胶与否要注意髋臼底有无严重破坏、内凸,髋臼假体有无可靠支点等。必要时需作成型重建(见后:2)手术注意点)。计算机辅助导航系统,能更准确调控假体位置等。

(3) 手术技术

1) 切口

(A) 前外侧(Watson-Jones)切口。绕行于大粗隆外下方,上方向髂前上嵴方向延伸,切开阔筋膜,在阔筋膜张肌与臀中肌间进入,将两者分开,可部分离断肌止点,切开关节囊。此切口损伤较少,但股骨假体长茎难以放置,髋臼区暴露亦显不足。

(B) 经臀肌切口(Bauer)。经大粗隆作纵形切口,从大粗隆尖端上/下各延伸2/3,切开髂胫束,纵行分开臀中肌与臀外侧肌,此切口损伤亦较小。切除关节囊与股骨头后髋臼区暴露较佳,放置各假体,包括人工股及必要的骨重建操作均较顺利。

(C) 后背侧切口(Gibson 等)。取侧卧位,切口从髂后上嵴经大粗隆后方沿大腿外侧向下延伸。此切口仅切断回旋短肌近端,关节周组织损伤较小。切开臀筋膜,将臀大肌钝性推开达其股骨止点,于粗隆间嵴处切断外旋肌止点,术毕再予缝合。可暴露坐骨神经,但不作解剖分离。关节囊作 T 形切开,外展、内旋股骨将股骨头脱位,便于人工股假体的置入。

切口的选择与术者个人经验密切相关,按 ARO 多中心资料,经臀肌切口最多(40%),其余为前外侧切口(28%)与后背侧切口(20%)。后背切口发生髋脱位并发症较多。

2) 手术注意点:一般多选用不用骨胶固定的髋臼假体如图Ⅱ-7-2所示,亦可用带螺纹的所谓"抛物线"(Parabole)钛髋臼(Wagner)。髋臼假体的着力点应严格处于髋臼的骨皮质缘与其软骨下骨质层处,同理人工股假体与股骨切断端的骨皮质要有较宽而可靠的接触面;髋臼底软骨下骨质层在铣磨时不可完全去除,应仅限于表层至关紧要,因松质骨尤其是疏松骨质支撑力减弱。髋臼底薄弱,尤其是股骨头向骨盆内凸或髋臼缘破坏,需作重建成形术。髋臼底可以用股骨头自体骨或磨碎的他处自体骨充填。皮质-松质骨小块长期效果较佳,因它在 36 个月内可获牢固融合(图Ⅱ-7-1 与 4)。如骨质缺乏上螺纹的条件,亦可用骨胶固定的髋臼。髋臼假体可用十字支衬杯衬垫,并加螺丝钉固定(图Ⅱ-7-4 与 5),术中应彻底清除病变滑膜。

一次性双髋手术有其优点,如住院时间及费用减少,康复时间缩短,康复难度降低(如纠正显著双髋挛缩)。但不能作为常规,应限于患者情况许可,术者有较丰富人工髋手术经验者。

(4) 术后处理

取决于人工髋假体的固定方法,初期稳定性以及髋臼骨缺损的范围及其处理措施。

1) 一般处理:手术下肢轻度外展,旋转中心位,置于布朗支架,避免内收与外旋,立即开始术腿肌肉等长舒缩活动锻炼,手术髋屈曲不可过多,术后 2～3 天可取坐位。

2) 不用或仅部分用骨胶固定者:如初期稳定较佳者,术后 2 周可藉前臂助拐,负重约 20 kg(足底仅接触地面)行走,随后逐渐增加负重,一般 6 周后可全负重。如髋臼较大范围植骨重建者,减负至少要 6 周。在全负重前需 X 线复查,根据骨融合状况作出负重的判断。

3)假体均用骨胶固定者:一般术后第 1 天即可全负重。为减少疼痛及术中分离或切断的肌肉等软组织的过度负荷,术后 6 周内宜使用前臂助拐,后改用手杖助行约 6 周。

(5)并发症

1)血管、神经、骨关节损伤:术中偶有荷曼(Hohmann)翘钩致髂外血管损伤,因骨质疏松,术中可发生骨裂、骨折及髋臼底穿孔,甚至因而致骨盆大血管损伤。神经损伤少见。侧方入路,不作大粗隆切骨者,术中易致大粗隆骨干处撕裂。不用骨胶的股骨假体压适法,如不慎可致骨裂。用骨胶固定者则少有骨干骨折。

术后髋关节脱位经闭合复位后复发者,可能需作髋臼内置盘(Inlay)、股头,甚至髋臼假体置换。

2)下肢深静脉血栓形成:应注意预防,因有致危及生命的肺栓塞可能。坚持术后早期活动,常规肝素衍生物注射,弹力袜等措施后发生率明显减少。目前已有口服抗凝剂 Xarelto (Rivaroxben)用于成人人工髋、膝置换后,效果优于 Enoxaparin。出血危险性与至今常用的标准血栓预防药物相近。

3)非感染性松动:不用骨胶固定发生松动较早,与负荷时微动致固着不稳有关;使用骨胶者常于晚期出现松动,与骨胶-骨-假体界面负荷有关,与骨破坏亦可能有一定关系。

4)感染:为严重并发症。由于空调技术的进步,手术前、中、后预防性抗生素应用及保护性少损伤操作技术,早期感染发生率明显下降。一旦临床与化验检查确诊感染后,应尽早清创,喷射灌洗(Jet-Lavage),抽吸引流,放置抗生素链、抗生素海绵等。复发者按晚期感染处理。晚期感染是指术后 3 个月以后发生者,除上述早期感染的各种措置外,要取出人工髋假体,按细菌抗菌谱测定结果,选择有效的抗生素。在穿刺液等检查确定无感染后方可作人工髋替换,至少在数月之后。

(6)结果评价:按 ARO 多中心(中期)随访资料,类风湿关节炎肢体多关节残障患者人工髋置换后的患者主观判断,诸如减痛、功能改善、患者满意度等效果相当优良(98%),甚至超过关节变性病术后结果。但客观功能判断却不如关节变性病,乃因类风湿关节炎多关节侵害,术前检查结果已比关节变性病较差之故(其他结果参上述假体选择、手术注意点等)。

7.4.3　其他手术方法

(1)髋关节切除术、髋关节融合固定术:前者如股骨头颈切除(Girdlestone,Batchelor)形成假关节,或成角切骨成形术(Milch),偶作为人工髋感染摘除假体后不宜再作替换的终极处理。

髋关节融合固定后髋活动丧失,并有其他诸多缺点,已不再选用。

(2)骨重建成形术:年青类风湿关节炎患者,髋臼附近囊肿样病变致髋臼覆盖不良;股骨颈囊肿样破坏,可致内、外翻畸形,甚至导致骨折。宜清除囊肿、植骨,以避免关节进一步受损,为关节病变进一步发展需作人工关节置换时创造有利条件。切口宜选亦适于以后必要的人工髋置换者。

(3)粗隆间切骨矫形:仅适用于幼年型类风湿关节炎,因上述继发髋臼覆盖不良或股骨颈畸形时偶有指征。对成人类风湿关节炎少有指征,要提及的是类风湿关节炎伴股骨头坏死并不罕见,磁共振可较早显示股骨血供变化。除药物治疗、股骨头钻孔、松质骨填塞外,有时可考虑切骨矫形。

参考文献

[1] ARO Rheumaorthopädie [M]. Steinkopff Verlag, 2005.

[2] J. F. Baker, M. H. Vioreanu, H. A. Khan, Smith-Petersen Vitallium mould arthroplasty: a 62 - year follow-up [J]. J Bone Joint Surg Br 93, 1285 (Sep, 2011).

[3] J. S. Batchelor, Excision of the femoral head and neck in cases of ankylosis and osteoarthritis of the hips [M]. Proc R Soc Med 38,689 (Oct, 1945).

[4] W. C. Campbell, A. S. Edmonson, A. H. Crenshaw. Campbell's operative orthopaedics [M]. (C. V. Mosby Co. , St. Louis, ed. 6th, 1980).

[5] Fehr K. Rheumatologie in Praxis und Klinik [M]. Georg Thieme Verlag, 1989.

[6] Girdlestone GR. Pseudarthrosis [M]. Proc Roy Soc Med 38(1945)363.

[7] Griesmann C. Zementfreie Hüftendoprothese bei Pat. unt. 40 Jahren [J]. Orthop. Praxis, 11(2000) 704 - 707.

[8] Huber W. et al. Verschiedene Kanülierten Schrauben zur Arthrodese des Rückfußes [J]. Orthop. Praxis, 5(2005)245 - 253.

[9] Keysser M, et al. Basistherapie der Rheumatoidarthritis [M]. Henning Berlin, 1995.

[10] Miehle W, et al. Rheumatologie in Praxis u. Klinik, 2 [M]. Auflage Thieme, 2000.

[11] Mittelbach H. R, et al. Die verletzte Hand [M]. Springer Verlag, 1979.

[12] Nigst H, et al. Handchirurgie Band Ⅰ/Ⅱ [M]. Georg Thieme Verlag, 1983.

[13] Nogler M. Minimalinvasive Hüftendoprothetik über den direkten anterioren Zugang [J]. Orthopaedie / Unfallchirurgie (Kompendium Thieme), 1(2009)22 - 23.

[14] D. P. Bullock, S. M. Sporer, T. G. Shirreffs, Jr. Comparison of simultaneous bilateral with unilateral total knee arthroplasty in terms of perioperative complications [J]. J Bone Joint Surg Am 85 - A, 1981 (Oct, 2003).

[15] Tillmann K. Die operative Rehabilitation der rheumatische Hand [J]. Orthop. Praxis, 10(1997) 637 - 639.

[16] Wirth C. J. Rheuma-Orthopaedie [M]. Springer Verlag, 1996.

[17] Wohlrab D. et al. Ergebnisse einzeitiger VS zweizeitiger bilateraler Knie-TEP-Implantation [J]. Z. orthop. und Unfallchirurgie, 149(2011)178 - 183.

II.8　脊椎类风湿关节炎

在类风湿关节炎长期病程中,罹犯脊椎不少见,但除颈椎外少有手术指征。

8.1　颈椎类风湿关节炎

8.1.1　发病率与病理生理

发病率各家报告在 $12\%\sim85\%$ 不等,寰枢椎半脱位在 $6.4\%\sim8.9\%$,枢椎以下半脱位 $5.5\%\sim36\%$。有神经损害征象 17%。病理变化与周围关节的病变基本类似,类风湿关节滑膜炎、增生性纤维肉芽肿、软骨侵蚀,关节破坏,可发生于椎间、枕-寰、寰-枢及钩突关节,病变可延伸至椎间盘、椎体韧带。椎体半脱位致颈椎稳定性受损,病变及椎间移位可压迫脊髓出现种种神经损害征象。枢椎齿状凸与寰椎间的关节乃藉齿状凸后方的韧带加以稳定。侧方关节也是重要的稳定因素。寰枢椎半脱位属颈椎类风湿病变典型而有严重后果的病证。

以寰/枢椎病变为主的半脱位有 3 种类型:水平线脱位多为寰椎向前脱位,多因韧带破坏及枢椎齿凸破坏所致;垂直线脱位,则有寰/枢椎侧方关节及/或寰/枕关节骨性破坏可能。寰枢椎连同齿凸上移,可出现所谓"假性颅基底印压征";此外还有旋转半脱位等。几种半脱位混合存在并不少见。

8.1.2　临床征象

所谓"颈椎综合征"常见头颈部痛、放射痛等,放射痛于枕部(枕大/小神经)、额颞部(耳大神经)、颈侧部(颈横神经)、肩部(锁骨上神经),以及枢椎下神经根相应的放散痛。有时可出现电击样刺痛,伴颈部活动限制,斜颈等。颈脊髓神经受压,早期出现感觉异常(脊丘束),臂、腿无力(椎体束),痛与温度感紊乱(脊小脑前束)等。进一步可出现脊前动脉综合征,脊髓半侧损害综合征(Brown-Seguard-Syndrome),尿潴留、尿失禁(延髓受压);脑神经核受压,如三叉神经痛,脑干受压可出现陈-施呼吸,脊髓性眼球颤动,基底动脉功能不全可出现眩晕、呕吐、共济失调,复视、同侧偏盲、构音障碍(Dysarthrie),言语困难(Dysphagie)、发作性摔倒等,严重者可出现完全性截瘫,甚至威胁患者生命。

神经病症有多种分类,以下是最常被引用者(Ranawat)。

Ⅰ级　无神经损害。

Ⅱ级　主观感觉无力,感觉异常(Dysaesthesie)。

Ⅲa级　无力,椎体征阳性,尚能行走。

Ⅲb级　四肢轻瘫(Tetraparese),不能行走。

8.1.3　诊断

(1) 临床:风湿矫形科检查及神经系统常规检查。

(2) 影像诊断:X线检查,虽在发病一定时间后才有表现,但仍不失为基本诊断方法,它更适于对病程发展的观察。图Ⅱ-8-1为侧位片寰/枢椎正常关系示意图。枢椎齿凸与前方寰椎前弓后缘的间隙(关节软骨厚度)的距离如>3 mm,示寰椎在水平位上前脱位(图Ⅱ-8-2)。枢椎齿凸后缘与寰椎后椎弓的距离,更有预后意义,因它代表椎管的直径(其中为脊髓)(图Ⅱ-8-3),它在中立位于枕大孔水平≥14 mm,于寰椎水平≥13 mm。除正、侧片外,还可作屈、伸功能位摄片,有助于椎体移位的诊断,如前屈比背伸的上述间隙距离大,可称之为"活动性脱位"。

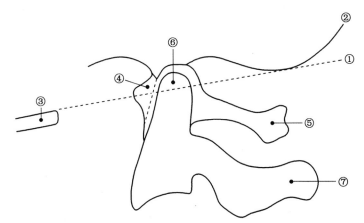

图Ⅱ-8-1　正常寰-枢椎的关系示意图(侧面观)

① 麦氏(MeGregor)线　② 颅底　③ 硬腭　④ 寰椎前弓　⑤ 寰椎棘突　⑥ 枢椎齿凸　⑦ 枢椎棘突

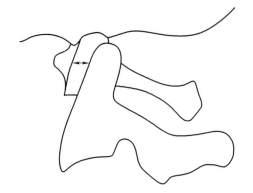

图 Ⅱ-8-2 寰-枢椎水平位脱位/半脱位
示意图,枢椎齿凸向后压迫脊髓

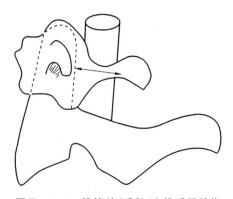

图 Ⅱ-8-3 椎管前/后径(寰椎后弓前缘
与枢椎齿凸后缘间距 PADI)
中立位于枕大孔处≥14 mm,在寰椎处≥13 mm

枢椎齿凸尖向上移位超过颅基底线即麦氏线(McGregor)(此线为从硬腭上缘与枕鳞部最低点连线[图 Ⅱ-8-1])4.5 mm(各家报告指标 3.9～8.9 mm 不等)为垂直线上脱位。若齿凸有病变侵蚀破坏,则要改用侧片测量冠状轴寰椎与枢椎椎弓根中央之距离,正常≥13 mm (Ranawat);或测量颅基底(McGregor)线与枢椎距离,男性≥34 mm,女性≥29 mm,否则有垂直线上半脱位可能(Redlund 等)。

计算机体层摄影(CT)对齿凸病变、椎体移位;磁共振(MRI)对脊髓压迫的定位及软组织病变的诊断可能更有助益;以磁共振作屈/伸功能检查使用增多,可动态了解脊髓压迫状况。其他神经生理检查有肌电图、神经传导速度测定等。

8.1.4 手术

(1)手术指征

1)治疗无效的剧痛。

2)出现脊髓压迫征及神经根损害征象。

3)有作者认为,即使未出现上述病况,但若 X 线等图像出现下述征象时应考虑及早手术,否则手术效果差:寰/枢、寰/枕、枢椎下关节不稳定进行性加大;或磁共振屈颈位于 C1-2 水平,脊髓直径<6 mm。

(2)手术方法:目的为融合固定椎间及枕/椎间相关关节,使其稳定,同时清除病变组织,解除对脊髓、神经的压迫。固定方法有螺丝钉,钢板,金属丝、索、杆,骑缝钉等。

1)后方入路:作背侧寰/枢融合、枕颈融合以及枢颈以下颈椎融合。取俯卧位,胸部垫枕,按手术部位作枕后中线相应切口,从枕大结节向下延伸,必要时可达第 7 颈椎棘突,切开皮肤、颈筋膜、项韧带,剥离棘突处肌止,相应椎弓处作骨膜下剥离。

(A)背侧寰/枢融合:指征主要为水平位寰/枢椎不稳。有如下几种方法:

(a)金属丝加植骨固定:将金属丝弯成襻,由寰椎椎弓下方穿过,取自骨盘缘的骨皮质/骨松质块,骑跨置于寰枢椎棘突旁,金属襻穿过植骨条片与寰枢椎棘突收紧固定。此法(格氏法,Gallie)手术相对简单,但初期稳定不可靠是其缺点。

(b)"楔形"压缩法(布氏法,Brooks):松解寰枕膜与黄韧带,分离切除寰椎弓与硬膜之间的粘连,以探条将金属丝襻穿过寰、枢椎椎弓。中线两侧椎板表面锉粗后,将取备的两骨盆缘骨条片置于棘突两侧,并以金属丝固定。此法手术较为繁复,但稳定性(尤其是旋转)比格氏法可靠。

(c) 经椎间关节螺丝钉固定(玛氏法,Magerl):金属丝襻在寰椎椎弓下穿过,小心向后牵拉,将脱位的寰枢椎逐渐复位。沿枢椎弓从下向上解剖寰/枢椎关节,紧靠枢椎与第三颈椎的内上方钻孔,经枢椎椎板进入寰枢关节基部(图像监控),将该钻孔骨道钻出螺丝纹,然后拧入一小骨螺丝钉。将寰椎椎弓下缘,棘突及枢椎椎板表面锉粗,放置取备的骨盘缘的骨皮质骨-松质骨条片,金属丝经枢椎棘突将骨条片收紧固定。此术技术要求较高,但稳定性较其他方法可靠。

(d) 手术并发症与危险:寰/枢椎关节手术若不慎可能伤及枕大神经、硬脊膜,进路若太向外可伤及椎动脉(10%)。钻头尖向腹侧穿孔可伤及咽后结构,需谨慎从事。在影像监控下钻孔,则显著增加安全性。术后多用僵硬、半僵硬颈套或特殊固定物,如哈氏(Halo)系统作外固定6~12周(哈氏系统之一乃以螺丝钉固定金属环于颅骨外板,再与骨盆环牢固相连)。椎间关节螺丝钉固定法可不用外固定。

(B) 背侧枕-颈融合:适用于寰/枢椎关节破坏伴继发性基底压迫以及枢椎齿凸病理性骨折致脱位等。内固定可用钢丝,钢丝加骨胶,可弯曲金属杆,可弯曲变形环套、钢板等,可附加背侧植骨条片。近年则多用椎弓根螺丝钉加金属杆与金属内固定系统。

(a) 关节螺丝钉及钢板枕骨固定:此术的重要组成部分除上述寰/枢椎以两关节螺丝钉固定外,该两螺丝钉又藉一Y形钢板以螺丝钉固定于枕骨,将取备的骨皮质-松质骨条片置于枕骨及寰、枢椎椎板锉粗面之间,然后拧紧各螺丝钉(革氏法,Grob)。术后以半僵硬塑料颈领固定6~8周。

(b) 其他手术方法,如以螺丝钉、钢丝植骨固定的葛氏法(Gschwendt),是以钢丝经寰、枢椎椎弓,并固定于枕部安置的螺钉,椎板与枕骨间植骨;还有枕寰以钢丝、植骨片、骨胶固定的柏拉氏法(Brattström),以钢丝襻穿过枕部4只钻孔,并与插于枢椎棘突的克氏钉及寰椎棘突扎紧固定。棘突一侧放置植骨条片,另一侧以骨胶固定。两种手术均需以外固定(哈氏-固定器)固定3~4个月。除需繁复的外固定外,若钢丝收扎太紧,还可致颅基底部受压。此两种手术现已不再使用。

(C) 枢椎以下颈椎背侧融合术:为治疗椎间盘及韧带因炎症病变致枢椎以下颈椎不稳定的标准手术。从背侧暴露下段颈椎椎体。作椎板切除,并清除硬膜外风湿性肉芽肿等病变组织,以解除脊髓受压。于关节突内侧半向外30°、向头端45°钻孔,放置取备的植骨条片后作多节段颈椎螺丝钉-双金属杆或钢板内固定。术后以半僵硬塑料颈领固定6~8周。

2) 前方入路

(A) 寰、枢椎经口入路:将半脱位的寰、枢椎予复位,清除枢椎以下颈椎(C3-7)病变组织,使脊髓减压,后作前方椎间融合固定。手术经有细菌存在的口腔进入骨髓腔,故术前应彻底进行口腔消毒,在抗生素保护下手术,取仰卧、头下垂位。手术可藉经口腔的特别管状物进行,它固定于将舌向下压开的口腔撑阻器上,软腭藉经鼻腔的固定缝线向上方牵开。

后咽壁作长约4 cm的门扇状切口,从寰椎前结节下达枢椎,从中线分开颈长肌,将寰、枢椎前方软组织向两侧推开,寰椎从中线向外最多可暴露2 cm,枢椎则不超过1 cm。注意暴露枢椎下缘时应避免伤及椎动脉。排除寰-枢椎侧方关节的阻滞,小心将寰、枢椎半脱位予以复位,小心少量切除关节面,切除约1.5 cm宽的前椎弓,使出现一骨小窗,去除齿凸炎症病变组织及被破坏的齿凸残余,解除对颈脊髓及椎前动脉的压迫。前方椎间融合固定不可或缺,因单独复位与清除病变组织减压后遗留的持续不稳定,可致颈脊髓病征继续遗留。锉粗骨表面,放置取备的植骨条片,用角度稳定的钢板或特殊钢板(Harms)作椎间固定。

若附加背侧枕-颈融合固定或寰枢椎间关节螺丝钉固定(玛氏法)或楔形压缩法(布氏法),可大大增加手术初期稳定性。术后用半僵硬塑料颈领固定6~8周。

(B) 枢椎以下颈椎(C3-7)前方椎间融合固定术:为稳定枢椎与其他颈椎的手术措施。患者取仰卧位,按需暴露的椎体范围选择切口,如仅1~2椎体可取与颈皮纹平行的横切口;如多个椎体罹及,则取胸锁乳突肌前纵切口,切开颈阔肌,将胸锁乳突肌拉向外侧,舌下肌拉向内侧,在肌腹上份结扎切断肩胛舌骨肌。小心将血管-神经束(颈总动脉、颈内静脉、迷走神经)小心拉向外侧;气管、喉、甲状腺、胸骨舌骨肌及胸骨甲状肌拉向内侧,钝性剥离暴露颈椎前方,前纵韧带作H-形切开暴露椎体,切除椎间盘并去除椎体上/下软骨板。取备的骨盆缘骨条片,作成向后开放的马蹄形塞入椎间隙,附加角形杆或角形钢板作颈椎固定。

由于类风湿脊椎病变除椎间炎症破坏、韧带松弛外,还有显著骨质疏松,故稳定性差,一般以附加后方颈椎融合固定为妥。术后以半僵硬塑料颈领固定6~8周。

(3) 手术治疗效果:一般按减痛、神经损害恢复情况、患者满意度、生活质量、死亡率等加以综合评价。但因随访缺乏标准化及患者选择的不同为评价造成困难。手术死亡率0%~18%,骨性融合达65%~98%,假关节主要发生于枕-颈融合,因术后早期稳定性较寰-枢椎融合为差之故。神经损害征象的好转很大程度取决于术前状况。如按兰氏(Ranawat)分类,神经损害征象较轻的Ⅰ级与Ⅱ级,术后好转达78%~100%;而神经损害征象较严重的Ⅲ级,则好转率仅30%~54%。术后减痛与生活质量改善则约66%~96%,故适时选择手术至关紧要。

8.2 胸腰椎类风湿关节炎

在多种风湿炎症关节疾患中,类风湿关节炎居首位。它在躯干上主要侵犯颈椎,重点在上颈椎与颈-枕部。类风湿关节炎几乎无例外的侵犯掌指关节、近端指间关节、跖趾关节及其他大关节,但胸、腰椎却较少受累。胸腰椎病变主要是侵蚀椎间盘、韧带与椎体致脊椎不稳。临床征象相对较轻,主要为腰背痛,以及椎管狭窄所致征象等,偶有胸椎椎管内风湿结节压迫脊髓的报告。类风湿脊椎关节炎偶有病理性骨折。腰椎病变所致临床征象类似脊椎变性所致者,有时具变性与风湿炎症的综合特征。

手术机会与颈椎类风湿关节炎相比甚低。有脊髓受压,病理骨折致不稳者等要考虑椎板切开(切除),清除炎症、破坏病变组织,椎间固定等手术处理。

参考文献

[1] ARO Rheumaorthopädie [M]. Steinkopff Verlag, 2005.

[2] Dihlmann W, et al. Therapie der entzuendlich-rheumatischen Krankheiten [M]. mediamed Verlag Ravensburg, 1983.

[3] J. W. Fielding, R. J. Hawkins, S. A. Ratzan. Spine fusion for atlanto-axial instability [J]. J Bone Joint Surg Am 58,400 (Apr, 1976).

[4] G. P. Graziano, J. E. Herzenberg, R. N. Hensinger. The halo-Ilizarov distraction cast for correction

of cervical deformity. Report of six cases [J]. J Bone Joint Surg Am 75,996 (Jul, 1993).

[5] Gschwendt N. Die operative Behandlung der chronischen Polyarthritis [M]. Thime Verlag 2. Auflage, 1977.

[6] Huber W. et al. Verschiedene Kanülierten Schrauben zur Arthrodese des Rückfußes [J]. Orthop. Praxis, 5(2005)245 – 253.

[7] Mathies H, et al. Lexikon rheumatischer Erkrankungen [M]. EULAR Verlag, 1990.

[8] Nogler M. Minimalinvasive Hüftendoprothetik über den direkten anterioren Zugang [J]. Orthopaedie / Unfallchirurgie (Kompendium Thieme), 1(2009)22 – 23.

[9] Tillmann K. Dringliche Operation-Indikation in der Rheumaorthopädie [J]. Z. Rheumatol, 44(1985) 26 – 29.

[10] M. R. Urist. Osteotomy of the cervical spine; report of a case of ankylosing rheumatoid spondylitis [J]. J Bone Joint Surg Am,40 – A, 833 (Jul, 1958).

II.9　强直性脊椎关节炎

9.1　发病率、病理特征、病因与发病机制

9.1.1　发病率

　　本病历史悠久,欧洲石器时代的人类尸骨上就发现有此病特征性病变损害。发病率在 0.2%～2%(Behrend),男性占 70%～90%(Schilling 等),80% 起病在 15～40 岁,高峰在 25 岁左右。在风湿性关节炎症病患中居第 2 位。所谓血清学检查阴性脊椎关节炎乃指抗风湿因子,抗核(Antinukläre)因子阴性(免疫球蛋白 IgA,可有轻、中度升高)。应予以注意的是类风湿关节炎亦有风湿因子等阴性者,故诊断还要依据其他病理特征方可。强直性脊椎关节的病理特征,一方面为软骨、骨、韧带进行性炎症破坏;另一方面为进行性纤维化、骨化。病变主要罹犯躯干中轴如胸、腰、颈椎与骶髂关节,常伴临近躯干的大关节如髋、膝关节病变,它们亦具炎症破坏与增生、关节僵直的双重特点。内脏侵害虽较轻,但不少见。

　　血清学检查阴性脊椎关节炎除强直性脊椎关节炎外还有幼年型类风湿关节炎,莱特(Reiter)病、感染后反应性、银屑病、克罗恩(Crohn)病、溃疡性结肠炎等伴发的脊椎关节炎,均有较高的 HLA－B27 值。除幼年型类风湿关节炎本书有专章描述外,其他疾患因有手术指征者相对较少。根据关节病变、破坏具体情况,可参考类风湿关节炎相应手术。不再作深入描述。

9.1.2　病因与发病机制

病因与发病机制尚不清楚。有人提到微生物感染因素,发现患者肠道增加的克雷白杆菌表面结构可能与组织相适抗原 HLA‐B27 发生反应(Ebringer)。细胞内细菌感染产生的细胞毒性 T 细胞可导致自身免疫反应(Mäkerttermann)。另一为遗传基因因素,患者HLA‐B27 阳性率高达 90%～95%。此外患者常有家族史。但要注意的是正常人 HLA‐B27 阳性者达 2%～10%。HLA‐B27 为本病诊断的重要参考,但并非决定性依据。

9.2　临床征象与临床检查

起病时除疲乏与全身衰弱等非特征表现外,有多关节痛、肌痛,典型者为腰骶深部疼痛或坐骨神经痛,夜间与清晨疼痛加剧,伴晨起关节僵着感。50%患者可伴有周围关节炎。此外可有跟痛、肌起止点痛,肋骨相关关节及胸骨体柄软骨结合处病变所致胸痛及呼吸限制,如伴间质性肺纤维化,肺功能则会更进一步受损。

脊椎反复发生的炎症病变,在数年或数十年后可进入炎症燃熄阶段,但 1/4 病例出现脊椎诸关节完全僵直于脊柱前屈后凸畸形。全脊柱后凸的顶点约 80% 在胸腰椎交界处,只有 10% 左右局限于胸椎,部分病例由此延伸至颈椎,只有 2% 左右局限于腰椎。后凸部位与程度是判断手术指征的重要依据,后凸所在处又是选择切骨部位的决定因素。

视轴检查取背部靠墙,伸直膝关节,测量第 7 颈椎棘突与墙壁间距离为"颈椎值";测量枕骨与墙壁间距离为"枕值"。部分病例出现特征性"怪相",头向前下低沉,视轴下降,虽藉一系列代偿机制,诸如颈椎过伸、侧倾、斜倾;逐渐增加膝、髋屈曲(可致膝、髋屈曲挛缩),但最终还是不能代偿视轴的下降,由此除致严重功能障碍外,患者与社会接触受障,逐渐处于与社会隔离的孤独状态(彩图 8)。

由于脊椎炎症病变、骨的质量劣化、脊柱僵直、弹性丧失。小外伤即可引起骨折、脊柱脱位,致脊柱不稳,可出现神经损害征象,甚至截瘫。骨折好发部位在颈‐胸椎与胸‐腰椎交界处。术前/后站立位身高的变化对改善患者的精神状态有积极意义。因胸廓僵直、活动限制,常见患者腹部前凸,伴典型加强的腹式呼吸。

对眼、心、肺、腹部等临床及专科检查(例如超过 50%患者肺活量低于正常值),亦应属常规术前检查范围。

值得一提的是,虽有极大倾向性,但并非所有强直性脊椎炎必然出现后凸畸形,在发病早期至关节僵直之前,如通过体育疗法、适当的体位、姿势锻炼,有可能避免严重后凸畸形给患者带来生活诸多困难。本书作者曾有过个别病例,全脊柱强直,伴髋、膝僵直,但无脊柱后凸与髋、膝屈曲挛缩,在髋、膝未置换人工关节前他藉腋杖支撑下,可挥动整个躯体向前移。因此在强直期之前,预防后凸还是可以有所作为的。

9.3　影像诊断

脊椎 X 线侧位片可测定畸形程度,屈/伸功能片可了解脊椎活动与僵直程度。为显示垂线,摄片要包括骨盆与颅骨。病变可由局限于椎间小关节、黄韧带的骨化发展为长段脊椎出现所谓"竹节样脊柱"。

有两种特殊的椎体损害,其一为所谓安特生(Anderson)损害,破坏病变可由上下椎板向椎体发展,它又有两亚型:

(1) 炎症型:除大量肉芽组织外,还有显著破坏,有时可达类似肿瘤破坏的程度,此型常见于初期病情急发阶段。

(2) 非炎症性:较为常见,常出现于病变后期,在僵直、脱钙的脊柱,发生椎体、椎间盘疲劳断裂,形成假关节。该两型均可使后凸急骤加剧,并发生相关并发症。

其二为强直性脊椎炎骨折:由于脊柱完全僵直,缺乏弹性代偿功能,小外伤或轻微负荷就可造成骨折。好发部位在颈、胸与胸腰椎交界处,此类骨折很不稳定,常有神经损害征象,甚至出现完全性截瘫,此时有减压与脊柱融合固定手术指征。个别病例处理骨折同时可考虑作脊柱后凸切骨矫形。

断层摄片为诊断骨性破坏的重要方法,由于脊柱与肢体大关节严重畸形、僵直,患者常不能顺利进入封闭的造影区,从而排除断层摄影的可能性。必要时可作开放磁共振成像。由于包括黄韧带等的骨化,全脊髓造影几无意义。骨放射性核素闪烁扫描,对判断是否存在活动性炎症病变有裨益。膝、髋 X 线检查不可或缺,以明确或排除除关节炎症破坏病变。

9.4　手术治疗

9.4.1　脊柱矫正手术的指征与目标

(1) 矫正视轴:脊柱严重后凸,视轴下降至水平线以下,如超过 35°而无代偿可能,严重阻碍患者日常生活与正常社会接触交往者有手术指征。通过矫正手术,使患者重获水平位视轴,从而重建躯体与心理平衡,得以再融入社会。至于视轴下降虽尚未及水平线下 35°,但患者有强烈手术矫形愿望者,可视为手术相对指征。

(2) 减痛:脊柱后凸所致疼痛的原因多样,如脊椎局部病变,畸形脊椎对肌肉、肌腱、韧带的非生理负荷等。手术矫形后躯干生物机械学平衡得以改善或恢复,肌肉、肌腱、韧带的非生理性负荷得以减轻或排除,从而减轻疼痛。此外非生理性负荷的压力、牵引力、剪力等的减轻还有利骨的重建,从而减少骨折的危险。

(3) 对髋(膝)关节的良性影响:脊柱后凸矫形的另一优点为恢复对髋(膝)的生理性负荷。术前病态负荷对关节的损害,因负重点的移位得以改善,从而延后,甚至避免原计划的人工关节置换。对不可避免的人工关节置换亦因脊柱切骨矫形后,骨盆可获人工髋置放的较佳位置,从而有利于人工关节的长期存活。故人工髋(膝)关节置换应在脊柱矫形手术之后施行为宜。

9.4.2　切骨部位的选择

切骨部位应选择解剖与生物机械学上最佳位置为原则,尽可能选在后凸顶点附近,一般最佳位置为上段腰椎。因藉较长的头端杠杆臂,具较大的矫正力度;因离开脊髓圆椎,避免严重神经损伤的可能;腰椎处又具较大骨对合稳定性。

对脊柱全后凸,除胸椎加大后凸处,腰椎前凸消失,甚至亦出现后凸,切骨矫形选第2～3腰椎处,显然顺理成章。

如主要为胸椎后凸,而腰椎前凸保留或基本保留,若在第2～4腰椎处切骨矫形,可导致身体重心极度后移,髋(膝)出现代偿性屈曲挛缩,或使已存在的屈曲挛缩更为加重,则切骨宜上移,如选胸12-腰1处,以避免躯体重力平衡失调加剧。

脊柱后凸,有时颈椎可呈现生理前凸消失(彩图8),在骨质劣化基础上,可因小外伤在颈胸交界处出现压缩性骨折。尤其当下颌与胸骨距离短缩影响进食,甚至因两骨接触致软组织破损糜烂,下段颈椎与颈胸交界处亦有被选择为切骨矫形的部位,此处椎管较宽,椎动脉走行于椎外为其优点,但若腰(胸)段矫形切骨后可代偿颈胸段后凸而达到治疗目的,则尽量不考虑在颈-胸交界处作切骨矫形,因该处切骨手术仍有发生较严重并发症可能,手术指征要严格掌握。矫形切骨取胸椎不妥,因强直性脊柱炎的炎症及硬化病变,后方可罹及肋骨-横突关节,前方可罹及肋骨-胸骨柄交界处,使胸廓显著僵固。切骨除在脊柱外,还需附加多个肋骨切骨,手术烦琐并易导致神经损害。

9.4.3　切骨矫形手术的历史与发展

强直性脊柱炎切骨矫形至今已有数十年历史,最初脊柱后凸,取背侧入路于腰椎段前方作单椎体楔形切骨伸展矫正法(MEO)(Smith-Peterson)(图Ⅱ-9-1),以大杠杆矫正后凸,切骨后开放的楔形底在前方,可达3～5 cm,形成所谓"前方开放楔形",切骨旋转点偏向后方,脊柱前方的韧带骨赘撕裂、撑开,而神经、血管不能随之相应延伸,从而导致撕裂损伤,会出现主动脉撕裂、神经损害等一系列严重并发症。此外椎体间松弛移位,又缺乏金属内固定,脊柱严重不稳。此术随后虽有不少改良,但未能摆脱其主要弊端,故已被淘汰。

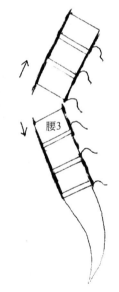

图Ⅱ-9-1　开放楔形单节段切骨矫形(MEO)(Smith-Peterson)

后来采用的后方切骨矫形有两重要进展:一是利用脊柱前方尚存在的一定活动度,可在4～6个节段椎间后方作V形切骨(DLS)(图Ⅱ-9-2),使矫正力量分配于多节段,各节段的承受力相应减少。矫形切骨后作椎间融合固定;二是对脊柱前方僵直,完全丧失活动性者,可作单节段后方楔形切骨(TSO)(图Ⅱ-9-3)。楔尖在脊柱前方,切骨旋转点移向前,为此种后方切骨的关键。它对脊柱前方血管、神经的负荷显著减轻,手术危险性减低,从而大大提高手术安全性。

牢固的金属内固定也是手术成功的关键,开始时人们使用现有的哈氏(Harrington)金属杆作压缩固定,以后采用脊柱通用金属内固定系统(USIS);螺丝钉固定有两种方式:一是严格走行于椎弓根内(Roy-Camilli等)(图Ⅱ-9-4甲);二是经椎弓根外(Mety-Steranhagen等)。后者入口于腰椎乃在椎弓根外侧(图Ⅱ-9-4乙)。

胸椎(胸12为例)乃部分经肋骨,肋骨-横突关节附近进入椎体,由于螺丝钉距椎管与重

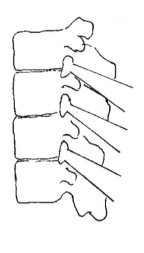
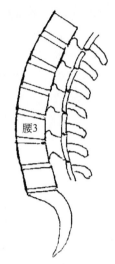

（甲）切骨范围（示意）

（乙）切骨矫形对合后

图Ⅱ-9-2　多节段背侧脊柱切骨矫形融合术（DLS）（Eielke）

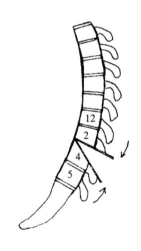
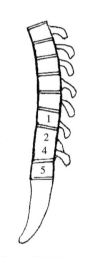

（甲）腰椎楔形切骨

（乙）切骨矫形对合后

图Ⅱ-9-3　单节段经椎弓根楔形闭合减量切骨矫形（TSO）

要神经结构较远，比严格走行于椎弓根内者更为安全。由于螺丝钉经过多层骨皮质走行，故有较高抗撕脱外移的作用，从手术技术、安全性、生物机械学及缩短手术时间等均具有优点。螺丝钉藉2纵形金属螺纹杆加固（图Ⅱ-9-5）。

　　金属杆有硬性、弹性可屈与半僵硬等几种。僵硬的金属杆初期稳定性较佳，但因承受较大杠杆力、矫正力与移离拉力，故有松脱可能；而具弹性的金属杆在矫正阶段能将力量较好分配于各螺丝钉，能较佳对抗移离拉力，但弯曲弹性太大或太细的金属杆则难以承受较大杠杆的矫正力而折断。临床上多选用半僵硬的金属杆，它对三维矫正后有较佳稳定作用，效果较理想。

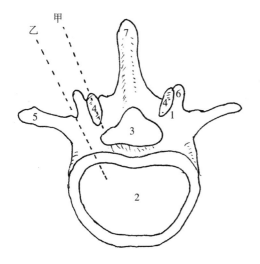

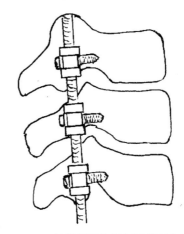

图Ⅱ-9-4　腰椎椎间螺丝钉固定示意图

1. 椎弓根　2. 椎体　3. 椎管　4. 上关节面
5. 横突　6. 附突　7. 棘突
(甲)螺丝钉走行于椎弓根内
(乙)螺丝钉走行于椎弓根外

图Ⅱ-9-5　经椎弓根(或其外)螺丝钉固定
并以纵形螺纹杆加固(示意图)

9.4.4　病型分类与手术方法的选择

(1) **病型分类**:按选择手术的依据可将强直性脊柱炎作下列分型:

Ⅰ型　背侧骨化。

Ⅱ甲型　非完全性环状轻度骨化。

Ⅱ乙型　全周完全性环状轻度骨化。

Ⅲ甲型　局限性显著骨化。

Ⅲ乙型　全周完全性显著骨化。

(2) **手术方法的选择**

1) 胸腰椎强直性脊椎关节炎后凸畸形

(A) 背侧多节段(如胸12-腰4)分别作Ⅴ形切骨矫形术(DLS),适用于上述Ⅰ型与Ⅱ甲型,其先决条件是脊柱前方结构尚存在活动度,一旦脊柱前方严重骨化,勉强作此种切骨,不仅不能达到矫形目的,而且可致螺丝钉松动、移动,出现神经受压征象。

手术切除硬化强直的椎间关节,切除黄韧带达棘突处。借助特殊矫形手术台,上/下端分别支撑于胸骨与耻骨联合,逐渐后伸脊柱,使Ⅴ之两边相对合,以达到和谐的弓状。腹部空悬向下,可避免腹压上升,减少出血危险。各椎弓根螺丝钉,下方起于骶骨,上方越过后凸,头端达上方2个左右椎弓根,并以两根半硬螺纹杆加固,拧转各螺纹杆上/下螺钉,调节力度,使矫形负荷均匀分配于各螺丝钉。术后初4个月以环状石膏管型固定,后改用(塑料)躯干支具3~4个月。

(B) 背侧单节段"闭合楔形"切骨矫形术(TSO)

原则上适用于各型强直性脊柱炎,尤适用于脊柱前方僵持,完全失却活动度的脊柱后凸,如上述分类中Ⅱ乙型、Ⅲ甲、乙型。切骨可取胸12-腰椎段。

这种切骨因楔形与旋转点不理想,又缺乏适当金属固定物,曾有严重并发症,如切骨面撕离、脱位、腹部出血等。随后此术有重要改进,包括完全切除椎板、椎弓根、椎体后份、棘突上/下部连同背侧骨化的韧带,形成一楔形。楔底在后,楔尖直达脊柱前纵韧带。此术切骨旋转点乃大大移前达到前纵韧带与椎体前 1/3。借特殊矫形手术台,小心矫正后凸畸形,使椎体、椎板、棘突的切骨面均匀闭合,使楔形闭合而消失,矫形可近 40°。经椎弓根或椎弓根外以螺丝钉作多节段固定,并以半僵硬金属杆加固。楔形切骨所获骨质,可作为背侧脊柱融合术的植骨材料。

术后可先用躯干石膏管型 3～4 个月,后改用胸腰背心支具固定 4 个月;若切骨面对合良好、金属干与螺钉固定可靠,亦有人不用躯干石膏,术后白天使用胸腰背心支具 6 个月。

2) 颈椎强直性脊椎炎的手术指征与手术方法

(A) 手术指征

强直性脊椎炎罹犯颈椎者为 20％～30％,发生骨折者约 1％;后凸畸形伴椎体变形,可出现神经损害(约 2/3),两者为减压与脊椎融合固定术的主要指征。因严重后凸畸形出现进食困难等的手术指征前已述及。但原则上指征应从严掌握,因迄今的手术方法的并发症与手术危险均较大。切骨矫正术后以螺丝钉-金属杆固定者,术后可仅用护颈套 8 周。

(B) 手术方法

(a) 原位脊椎融合术(参前):如骨折不伴显著椎体变形,可原位以钢板,螺丝钉-金属杆或金属内固定系统固定。

(b) 矫形切骨、椎间关节融合固定:为观察患者在术中的反应,现已不必在局麻下,而可于全麻下,在神经生理-体感诱发电能(SSEP)监控患者反应,并在颅-体金属环外固定牵伸下进行手术,术中可观察颈椎三维活动。矫形切骨于颈 7 -胸 1 处。背侧切口,切除颈 6/7,颈 7/胸 1 骨化的椎间韧带及颈 7(或亦胸 1)棘突,切除骨化的黄韧带及颈 7 -胸 1 关节,暴露椎体,切除 3～4 mm 相邻的椎弓,达椎间孔处。切骨与水平位呈 15°～20°,暴露颈神经根后,将头缓慢后仰。如估计脊椎前韧带骨赘硬化,阻碍矫形者,则需先作前方切骨。矫形过程谨防脊神经受压、损伤。切除的棘突与骨组织置于颈 7 胸 1 椎板作为植骨材料,再以钢板、螺丝钉-金属杆或金属内固定系统固定。

其他手术方法,如牵引矫形(Halo-Ilisarov);或背侧于后凸顶部切骨,切除下关节面,前方松解胸乳突肌后作内固定(Simmons)等,报告病例不多。

9.4.5　手术结果与并发症

强直性脊椎炎切骨矫形手术,从 20 世纪四五十年代问世以来进步显著,最初的单节段,前方开放楔形伸展切骨矫形术(MEO),由于脊柱前方结构撕裂,大幅度撑开导致一系列严重并发症。文献综述报道总并发症发生率高达 50％(Hehne 等),其中神经损伤占 30％,主动脉撕裂至少有 4 例,死亡率达 10％～12％,腹部并发症有胃扩张、胃炎、肠麻痹、肠系膜动脉栓塞、无尿等;还有肺水肿、支气管肺炎、短暂精神症状等,不得不放弃这种手术方法。随着新手术方法的出现,手术设备(尤其是特殊手术矫正床),以及金属内固定的应用与改良;尤其是手术前/后处理的日趋完善,近 10 余年施行的数百例手术,其结果大大改善,并发症明显降低。并发症不外金属固定物与非固定物相关的并发症,前者有金属折断,螺丝钉松动、滑脱等;后者多与基本疾患相伴的心、肺、肠等内脏损害及激素治疗所致的不良后果等有关(如出血、血栓形成、感染等)。如 TSO、DLS 的神经损害发生率＜2％,死亡率降至 2％左右。后凸畸形的矫正,以 TSO 为例,初期为 25°～27°,后可达近 40°。颈椎强直性脊椎炎切骨矫形术,尤其是 Mason 法,手术较繁复,神经损害并发症高,死亡率约 5% 左右,故指征应慎重、从严掌握。脊柱后凸手术矫形后改善程度,可从 X 线侧片比较术前/后切骨上/下椎体基板与盖板之间的角度变化,以及颈 7 后移度,如 TSO 切骨矫形术后平均可后移 16 mm (Halm 等)。其他测量方法还有三维测量仪,如关节炎紧压刻度仪(AIMC);以及患者结果测定刻度仪等。

参考文献

[1] ARO Rheumaorthopädie [M]. Steinkopff Verlag, 2005.

[2] Fehr K. Rheumatologie in Praxis und Klinik [M]. Georg Thieme Verlag, 1989.

[3] Gschwendt N. Die operative Behandlung der chronischen Polyarthritis [M]. Thime Verlag 2. Auflage, 1977.

[4] Halm H, et al. Ergebnisse der transpedikulären Wirbelkörper subtraktionsosteotomie bei Sp. ank. Mit Kypho-Deformität [J]. Orthop. Praxis, 3(2003) 195 – 199.

[5] H. Halm, P. Metz-Stavenhagen, K. Zielke. Results of surgical correction of kyphotic deformities of the spine in ankylosing spondylitis on the basis of the modified arthritis impact measurement scales [J]. Spine (Phila Pa 1976) 20, 1612 (Jul 15, 1995).

[6] Huber W. et al. Verschiedene Kanülierten Schrauben zur Arthrodese des Rückfußes [J]. Orthop. Praxis, 5(2005) 245 – 253.

[7] Störig E. Rheuma-Orthopaedie [M]. permed-Fachbuch-Verlags-gesellschaft, 1982.

[8] V. Vahvanen, A. Eskola, J. Peltonen. Results of elbow synovectomy in rheumatoid arthritis [J]. Arch Orthop Trauma Surg, 110, 151(1991).

II.10 幼年型类风湿关节炎

所谓幼年型类风湿关节炎指 16 岁前发病,并持续 3 个月以上,可罹犯单关节或少数关节(1～4)或多关节(5 或 5 以上)。风湿因子阴性,免疫球蛋白-风湿性因子 10％～20％阳性,核抗原抗体 40％阳性,示免疫功能失调。但 HLA - B27 不高,如增高可能与青、幼年强直性脊柱炎有关。

10.1 发生率与病变特征

发病率约 0.1％～5％之间(Kissling、Calabro 等),女孩为男孩的 2 倍,它有急性发热型(20％左右);多关节炎型(50％左右),类似于成人类风湿关节炎;单或少关节炎型(常见于膝)。与成人型类风湿关节炎不同,可偶伴有皮疹、淋巴结与脾肿大以及虹膜睫状体炎(iridozyklitis)。淀粉样变发生率约 6％(Ansoll 等)。疼痛症状则比成人轻。

最初多罹犯下肢关节(2/3),尤其是膝关节、髋关节、踝关节,其次为上肢关节(1/3),主要为腕关节,早期罹犯颈椎者少见。

起病 15 年后,所见关节罹犯频率依序为手、髋、膝、足、脊柱、腕、肩、肘与上踝关节。

关节病变与成人类风湿关节炎比较亦有其特征,如倾向于纤维性、骨性强直,尤其多见于肘、腕、踝关节;近端指间关节多见屈曲挛缩,而非鹅颈与钮孔畸形;掌指关节多为桡倾、屈曲限制,不同于成人多见的尺倾与欠伸。膝关节多屈曲挛缩、外/内翻、下肢不等长;肩关节病变比成人型少,且较轻。

10.2 预后

单关节炎(伴虹膜睫状体炎者较多),后期关节几无残障;多关节炎型残障率达 17％。总体印象、预后比预期较为乐观,如 60％患者 5 年后病变可能消停,15 年后可能开始正常生活者达 80％左右(Ansell 等)。可见及时合理治疗的重要性。关节急性炎症以及全身系统病变,随时间推移可能逐渐好转,但不排除关节遗留病理变化,亦可有继发性变性等病变可能。病期在 10 年以上者约 10％需手术治疗。

10.3　治疗

10.3.1　保守治疗

活动支架,既固定以防止畸形发展,又保持关节活动;急性发作期可予短时间石膏固定,但麻醉下予被动加力活动后以石膏固定不宜,因常促使关节僵硬(术后短期内石膏固定例外)。

药物治疗首先还是非激素消炎药,如水杨酸类、双氯芬酸(扶他林)等,若无效果,可考虑激素类药。抗类风湿炎症的基础治疗药物用金制剂较多,但此类药物包括免疫抑制剂、抗疟药等则意见不一(Gschwendt,Mathies 等),14 岁以下患者慎重为妥。

10.3.2　手术治疗

要关注本病与手术治疗相关特点,如因患者多伴侏儒,而长期激素治疗更使之加重,故人工关节需要小号特制型;因骨皮质薄弱、骨质疏松,髋臼可有严重内凸(Protrusion),手术处理髋臼时要谨慎以防髋臼底破裂;切骨术后宜选牢固的内固定,以保证术后及早进行活动锻炼而不影响骨的愈合;坚持微创手术技术,勿损伤骨骺血供;某些骨关节手术宜在骨骺生长稳定后进行等。手术治疗指征为保守治疗无效,出现关节破坏、僵直、畸形等。

(1) 滑膜切除术:伸肌腱滑膜切除有绝对指征。关节滑膜切除指征尚不一致。

手术频率依序为膝关节、手指掌指关节、腕、踝、肘关节等。对于单关节与少数关节炎症效果较好,多关节病变则不宜,术后制动,关节易趋僵直;早期手术比晚期手术效果较好;肿胀、疼痛关节比"干性"关节较好,因后者术后倾向纤维化与骨性强直;病变发展迅速的多关节炎或有内脏并发症(斯蒂尔 Still 病)者,术后很少有持续效果。鉴于本病预后相对较好(包括保守治疗的效果),对术后处理青、幼年患者合作较差,手术效果常归功于软组织松解等原因,甚至有作者对滑膜切除术的指征持怀疑态度。

如以铍酸(OS)作化学滑膜清除为另一选择,约半数患者有减痛、消肿之效,对早期 X 线片尚无明显病变者效果尤佳,但有明显滑膜硬韧增生者不宜(Martio 等)。放射性核素滑膜清除,因可能损害骨骺生长线及性腺,对青、幼年患者属禁忌。

(2) 软组织手术:肌腱切断、关节囊切开术:如髋屈曲挛缩作缝匠肌、阔筋膜张肌、股直肌止点切断,严重者附加前方关节囊切开及髂腰肌切断。内收肌挛缩者切断内收肌。严重畸形作软组织松解后宜短期石膏托固定,并加强对抗肌锻炼,以避免复发与关节僵直。

膝关节屈曲挛缩可作 Z 字形延长股二头肌腱,横行切断髂胫束,松解股二头肌与股外侧肌肌间隔,松解腓肠肌头与股骨止点,切开后关节囊,以分阶石膏固定,逐渐伸直膝关节。

足部亦可按类似原则手术,足内翻作胫后肌延长,下踝关节囊切开,术后以石膏固定于矫正位 6～8 周后,随后鞋内置旋前位足垫,夜间可用支具固定。腓骨痉挛所致足外翻,作腓骨肌延长。足内翻常伴空凹足,可于跟骨止点处松解跖腱膜与足短肌止点,石膏固定于矫正位后,鞋内置支撑纵弓的足垫。

严重爪形趾伴跖骨头向背侧脱位,可延长挛缩的趾伸肌,切开并延长背侧关节囊。软组织手术虽多于下肢,但其原则亦适于上肢。如腕关节屈曲挛缩,可作桡/尺侧屈腕肌延长,严重挛缩附加掌侧关节囊切开,发育年龄所见复发病例,可能与桡侧伸腕肌弱势以及腕尺倾有关。可移植尺侧屈腕肌腱于桡侧伸腕肌。近端指间关节挛缩常伴侧韧带挛缩,如X线片无明显关节病变,术前可以活动支架将近端指间关节被动伸展。在掌指关节处将侧韧带切除一椭圆形小块,重建伸肌器(参图Ⅱ-1-6b),术后需较长时间使用支具,以防复发。屈肌腱滑膜炎致弹响指不少见,除腱滑膜切除外,必要时切开部分环状韧带[参见Ⅱ.1.2.1(9)1)成人弹响指手术]。术后处理如活动支架,物理治疗,职业、生活促适治疗(Ergotherapie),为手术效果的重要条件。麻醉下被动活动关节效果不理想,因易导致关节僵直。

(3)邻近关节处骨阻滞术与切骨矫形术:一侧膝关节(不少见)炎症病变,刺激邻近骨骺,该侧骨生长的强度、速度会超过对侧,致下肢不等长;如内外侧所受刺激不同可致膝内/外翻畸形,在骨骺生长未终止前则可予膝内侧或外侧作骨阻滞术。外翻畸形可切断髂胫束。但手术钉钉及拔钉的时机需预先准确测定骨生长的预后。各家对骨延长手术均取保守态度。

邻近关节处切骨矫形适用于分阶石膏,滑膜切除及软组织松解术等未能纠正的畸形,膝屈曲挛缩、严重膝外翻以及髋内收畸形等为常见手术指征。足内翻作跟骨切骨矫形,效果不一致,可能因软组织挛缩恶化之故,故治疗首选是软组织松解。腕骨间病变为腕部畸形的主要原因,故较多以腕骨间切骨以矫正腕屈曲畸形。切骨后以2～3只骑缝钉固定;术后早期即可开始活动锻炼,如附加软组织松解效果更好。桡骨远端切骨较少被选择,术后可能出现"刺刀样"畸形。其他部位如指间关节屈曲位僵直畸形,以及肘、肩处畸形作切骨矫形均较少。切骨术在骨骺生长稳定之后施行,为此术先决条件。切骨术后注意选择牢固的内固定,以保证骨的顺利融合,以及被固定的邻近关节得以早期活动,避免僵直。切骨术的优点是既纠正畸形,又保持关节存在的活动度,但关节内的负重区不能像软组织松解术那样可期有所增大。近年软组织松解术所获可观效果,使切骨术更被推至次要地位。

(4)关节切除成形术与关节切除-插入物-成形术:如前臂旋前/旋后限制伴疼痛,肘部作桡骨小头切除或腕部作尺骨小头切除效果不错。手术自然应在骨骺生长稳定、终止之后。关节切除-插入物-成形术,用于上肢效果较好,如掌指关节,腕关节,肘关节(Ollier-Herbert)。尤其是鞍状关节病变致拇于内收位僵直,可切除大多角骨后,作插入物成形术,并于第3掌骨切断拇内收肌斜头,于第1掌骨切断第1骨间肌止点[参见Ⅱ-1.2.3(4)2)与图Ⅱ-1-21]。

但关节切除成形术并不被广泛应用于其他关节,由于手术本身的缺点(如关节稳定、负重等问题)以及人工关节的进步,乃将关节切除成形术推向次要地位,但人工关节置换失败后作为退路,关节成形术仍有其价值。

(5)人工关节置换:对严重破坏、僵直、畸形并伴疼痛的关节,人工关节置换不失为合理的选择。但由于幼年类风湿

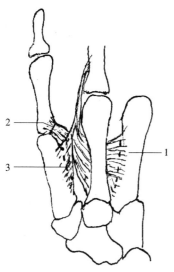

图Ⅱ-1-21　第1掌骨内收畸形,
切断拇内收肌与
第1骨间肌止点

1. 拇内收肌横头
2. 拇内收肌斜头
3. 第1骨间肌

关节炎的病变发展以及置入人工关节的后期预后尚存在不确定因素,对儿童、幼年选择人工关节置换持慎重态度显然是合理的。尤其是当骨骺生长未完全终止前,更有对肢体发育以及对植入假体的不良影响等后患,仍宜首先考虑关节切除-插入物-成形术等较为保守的手术,但不妨碍骨骺线封闭骨骺生长稳定后作人工关节置换的可能。注意选择切骨量小,较小型的人工关节。

以髋关节为例,病程较长者罹犯髋关节达 40%,可选小号人工关节(如 Chanley/ Müller型);双杯人工关节(Doppel-Cuparthroplastik),优于单杯型(Cuparthroplastik)。人工膝关节不同型的选择取决于畸形(如屈曲畸形)及其程度,有否半脱位及韧带状态等。

膝关节作人工关节置换较为保守。对韧带功能尚佳,无半脱位,只有轻度屈曲畸形者,可选用 Macintosh 型金属杯,2/3 病例可达到减痛,较佳活动度的效果。如失败,尚可作全人工关节置换或关节固定术(Jani)。

对膝关节甚至髋关节病变伴行走障碍,或有病残威胁等,有时不得不考虑选用切骨量较多的各种全人工膝置换。

(6)关节融合固定术:与成人一样一般不属于受青睐的手术。适应证限于已无活动炎症的单关节或少数关节炎,因破坏、畸形致活动与负重疼痛者。手术不可早于 14 岁,即骨骺生长终止之前。足内/外翻畸形伴疼痛作下踝关节,即所谓典型的三关节(距舟、跟骰、距跟)固定效果较好。髋、膝关节固定对邻近关节有不良影响,不宜选用。腕关节固定不取所谓功能位(背伸 20°左右),宜取中立位(0°),甚至掌屈 10°左右,以便如厕个人卫生。肩关节固定仅适于肩僵直于功能不良位置方有指征。

参考文献

[1] B. M. Ansell, E. G. Bywaters, Prognosis in Still's disease [J]. Bull Rheum Dis 9,189 (May, 1959).

[2] B. M. Ansell, G. P. Arden, Surgical management of juvenile chronic polyarthritis [M]. (Academic Press; Grune & Stratton, London New York, 1978), pp. xv, 281 p.

[3] ARO Rheumaorthopädie [M]. Steinkopff Verlag, 2005.

[4] Fehr K. Rheumatologie in Praxis und Klinik [M]. Georg Thieme Verlag, 1989.

[5] Gschwendt N. Die operative Behandlung der chronischen Polyarthritis [M]. Thime Verlag 2. Auflage, 1977.

[6] Huber W. et al. Verschiedene Kanülierten Schrauben zur Arthrodese des Rückfußes [J]. Orthop. Praxis, 5(2005)245 - 253.

[7] Jäger M, Wirth CJ. Praxis der Orthopaedie [M]. Thime, 1986.

[8] Miehle W. Gelenk u. WS-Rheuma [M]. EULAR Verlag, 1987.

[9] Wang, W. N. , König, G. Vorschlag zur technischen Erleichterung der Blauth-Knieendoprothese-Implantation [J]. Z. Orthop,122(1984)178 - 184.

[10] Wohlrab D. et al. Ergebnisse einzeitiger VS zweizeitiger bilateraler Knie-TEP-Implantation [J]. Z. orthop. und Unfallchirurgie, 149(2011)178 - 183.

II.11 康　复

11.1　康复的概念

世界卫生组织（WHO）对康复的定义是针对身体、精神心理障碍或有障碍威胁的患者，他又不能靠自身的力量消除此类障碍或该障碍造成的后果。借康复措施发掘患者的潜在能力，最大可能促进功能的恢复，使患者尽可能恢复日常生活，并能最大限度地参与工作、劳动、并融入社会。把康复理解为病变关节、肢体手术后重建完全正常的功能，可能会因要求过高而失望，但改善关节功能，使患者适应术后新的状况，以满足日常生活的基本要求，恢复参与适当的职业生活或社会生活则是完全可能的。法语称这种概念为"功能再适应"似较为贴切，但世界范围仍沿用"康复"一词。

必要的，乃至成功的手术，并不意味治疗的结束，还需要许多努力，采取必要的措施，以获得康复的最佳结果。就具体患者而言，由于不同的关节罹犯，畸形、病变的程度；所作手术的不同方式、范围（如不同的软组织、骨手术或人工关节置换，后者使用骨胶与否等）；患者各不相同的一般状况（如尚属健康或有多脏器病变，年青或高龄体弱）等，康复措施当然需与之相适而非千篇一律。

　　手术后早期康复包括止痛,除一般止痛药物外,必要时在保留的硬膜外麻醉导管中注入麻醉止痛剂,或借助特殊的泵(PCA)静脉注入止痛剂,使术后数日内减痛乃至无痛,借此除保证患者的生活品质外,并使患者能较早期开始可容许的活动锻炼。必要时可利用器械,如人工膝关节置换后电动被动关节活动锻炼(CDM),下肢静脉血栓与感染的预防措施等[参见Ⅰ.5.1.4(3)术后处理与拙著《人工膝关节》(1998)]。以下还拟对随后其他重要的相关康复措施作简要描述。

　　需要强调的是康复并不始于术后,而是始于术前。术前即应让患者充分了解手术前、后相关的康复措施及其必要性,以及患者合作的重要性。例如术前开始的医疗体操,以下肢手术为例(如人工关节置换),术后的步行锻炼,助行器的使用等。

　　手术后的康复繁简不一。较大手术后的康复,实可谓一个协作系统工程。除手术者外,包括医疗体操与生活、工作促适治疗(Ergotherapy)工作者、社会工作者、医疗保险部门以及患者的密切协同配合。

11.2　医疗体操、活动锻炼

　　它们为康复的重要组成部分。在手术性质允许条件下术后尽早活动锻炼,以增强手术关节相关肌肉及软组织的均衡以稳定关节,逐渐达到最佳关节活动范围;防止畸形复发(当然关节固定手术例外);同时还要增强其他非手术关节的肌力、保持或增大关节活动度。早期活动锻炼对类风湿关节炎患者至关重要,它与手术的长期效果有密切关系。

　　手术关节的适当活动与适当的轻微负重对激活、促进骨代谢,骨生成再塑,恢复与增强肌力,乃至促进全身血液循环、肺功能、机体代谢、改善一般健康状况,并对患者积极的精神、心理健康均有裨益。如关节不宜过多活动,可先开始肌肉等长、舒缩活动锻炼。加强对抗肌的锻炼也有利畸形的矫正与防治畸形的复发。

　　医疗体操应始于术前。有针对性地锻炼,使手术及其邻近关节术后负荷能力及稳定性得以增强,使患者术后及早适应并开始活动锻炼,从而缩短康复的时间。

11.2.1　适应证与禁忌证

　　如正确选择与患者及手术相适的锻炼方式,无禁忌证。心血管疾患、神经功能障碍,如帕金森病,患者不合作等为相对禁忌,他们可适当作肌肉等长舒/缩锻炼,适当被动活动。注意不同肌肉群的交替锻炼,适当增加间隙休息时间。在锻炼过程注意脉搏、血压等的监护。

11.2.2　个别或集体活动锻炼

　　个别指导患者进行锻炼,适于较严重病况排除集体锻炼可能者。个别锻炼可较好照顾患者个体特点、疼痛阈界等。术后早期以个别指导锻炼开始为妥,以后根据患者具体情况可过渡到参加集体锻炼。

　　集体锻炼的优点是利用类似患者集体活动的氛围,互相参照、借鉴,促进学习的兴趣。此外还可结合指导锻炼与患者的自行锻炼。

11.2.3　水上或水下活动锻炼

　　水上陆地医疗体操可作抗阻锻炼与有控制的牵伸等,对心血管负荷较小。水下锻炼的优点是可利用水的浮力,在水中体重可减少约 2/3,可减轻活动的负荷;另一方面又可利用水的摩擦力增强肌力锻炼。32～35℃的水温,有肌肉减张、止痛作用,但对心脏、血液循环负担较大。手术后须在伤口愈合后方可进行。对氯过敏、皮肤有病损的患者不宜水下锻炼。水上亦可类似水下条件进行锻炼,但需要特殊设备,即所谓"网格床"(Schlingentisch),它为三壁一顶的床,可悬吊身体于其中,在类似无重力,相当水中浮力条件下进行活动或抗阻锻炼。

11.3　生活、工作促适治疗(Ergotherapy)

11.3.1　生活、工作促适治疗概念

此词最早源于古希腊语,包含"工作","活动"等概念。其目标之一,在于保持与改善躯体与关节功能;其二,充分利用病障条件下余留的功能,并促其增加代偿可能,防止手术后畸形的复发等。其三,在日常生活、社会交往乃至职业生活的各项必要活动中最大限度摆脱对他人的依赖,而自行独立完成。上述 3 目标均应遵循保护关节的原则。

作用对象不限于病变手术关节,还应包括非手术的邻近或全身其他关节。

相关工作者对各关节解剖、生理功能具备充分的知识,为完成上述任务的必要条件。

11.3.2　正确的体位

髋、膝关节应取伸直位(0°),上踝关节 90°,腕关节背伸 15°～20°,肘关节屈曲 90°,肩外展 20°～30°(术后可借助三角形或梯形海绵垫块置于上臂与胸廓之间)。要避免因减痛或"舒适",膝下加垫致膝、髋关节屈曲,因其有屈曲挛缩的危险!

11.3.3　活动的经济原则

即付出最小力量,达最大效率,避免费力而效率差的动作,为此可利用杠杆等物理基本原理:如屈肘位持物或持物上举比伸肘位省力;承受负荷以近躯干关节比远端小关节合适;持物负重尽量靠近躯干;手握物件袋不如悬挂于前臂;双臂(手)负荷比单侧负荷减半。出现疼痛为过度负荷的警告;避免导致畸形或畸形复发的负荷;活动间应适当休息,避免过度疲劳等等。

11.3.4　各种辅助器具与手段

(1) 矫形外科支具:一般分固定性与活动性两种。但亦有综合两种功能者。

1) 固定性支具:使关节固定、制动,以保护手术关节及缝合的肌腱、韧带、关节囊等软组织。宜固定于恢复过程中能发挥最大功能的位置,避免畸形的复发。有各种套筒,置膝、肘、踝、腕于功能位。图Ⅱ-11-1 为拇掌指关节融合固定后的固定物;图Ⅱ-11-2 为颈椎固定物,甚至卧位休息时亦能继续使用。图Ⅱ-11-3 为髋入

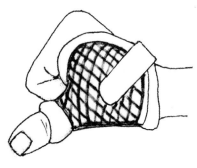

图Ⅱ-11-1　拇掌指关节固定套

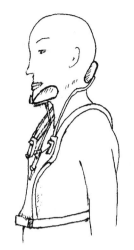 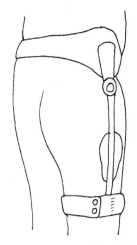

图Ⅱ-11-2 颈椎减负固定
支具(Oithese)　　　图Ⅱ-11-3 髋稳定支具

工关节置换术后感染取出假体后暂时或永久使用的套筒。骨盆与股髁的环状坚带支撑于骨盆缘与股骨髁上,股干略内收。作用在于防止股骨上移,减轻髋关节处负荷。有一种膝关节套筒支撑于坐骨结节,亦可减轻髋、膝负荷。

　　2) 活动性支具(dynamic):用于手部较普遍。种类繁多(如 Bunnell,Swanson,Capener 等),可固定或不固定腕关节。图Ⅱ-11-4 为防止掌指关节尺倾的活动支架,图Ⅱ-11-5 活动支架,将近端指间关节固定于伸直位以治疗钮孔畸形或用于手术后防止其复发,同时又可作关节屈曲锻炼。这一类支架常可翻转 180°,用于鹅颈畸形。膝关节可活动套筒侧方插销插上后可成为固定性套筒,此类支具有固定与活动两种功能。

　　材料可用金属、塑料等。现多用热塑料,以及橡皮筋等。石膏多仅用于手术后早期。图Ⅱ-5-13 为前足手术后减负鞋,用于前足手术后早期。图Ⅱ-11-6 为第 1 跖趾关节外翻角可调控支具,用于治疗蹬外翻与蹬外翻手术后。

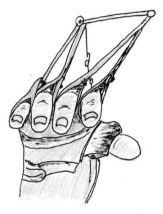 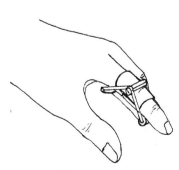 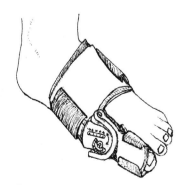

图Ⅱ-11-4 抗掌指关节　　图Ⅱ-11-5 手指近端指间　　图Ⅱ-11-6 蹬外翻可调矫正
尺倾支具　　　　　关节活动支架　　　　弹性支具

　　(2) 下肢减负或代步器具:

　　1) 手杖:一侧助拐行走时可减轻对侧下肢负荷,双侧挂拐还有利于脊柱均衡负荷。类风湿关节炎患者因手部病变、畸形,宜用"解剖"把手(图Ⅱ-11-7)。把手按手掌面模型制成,使负荷在手掌均匀分配,避免局部点状压迫,按患者手模制作更佳。手杖远端宜加橡胶或塑胶套以防滑。

　　2) 前臂助拐:前臂撑板与手柄成110°,可略减轻手/腕部负荷(图Ⅱ-11-8)。前臂的撑板可增加稳定与舒适感。所谓"关节炎助拐"可大大减轻手、腕部负荷。屈肘90°,前臂托板与杖干呈90°角。手在无重力负荷条件下轻握前方把手即可。它的另一优点是肘处功能位。

　　美国还常用腋杖,但若使用不当,会压迫腋窝部神经,造成损害,虽可支撑于两胸廓侧方以避免腋窝压力,但掌握不佳的患者不少见。德国现已不供应。

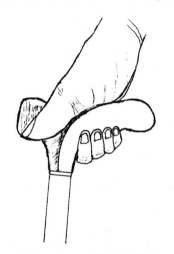　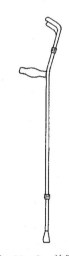　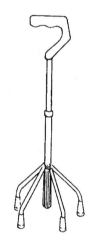

　　图Ⅱ-11-7　解剖型手杖柄　　　图Ⅱ-11-8　前臂助拐　　　图Ⅱ-11-9　四脚手杖

　　3) 其他手杖与各种站立与行走支架:四脚手杖(图Ⅱ-11-9)较为稳定,松手亦不翻倒。

　　更加稳定的支撑有四脚固定支架,但不能行走。较灵活并有行走可能的有较简单的双轮(图Ⅱ-11-10)或三轮支架。既稳定又能行走的首推交替行走支架(图Ⅱ-11-11)。患者将支架左/右交互向前移动、步行。灵活度较大的四轮支架有前臂支撑或腋部支撑,后者腋部垫大而厚,如下肢有较强支撑力,则不宜发生腋部神经受压,但以前臂支撑,更为安全。

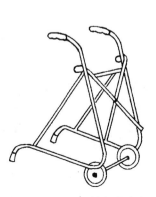　　　　　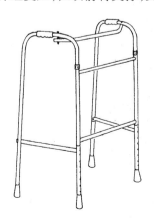

　　图Ⅱ-11-10　双轮行走支架　　　　图Ⅱ-11-11　交替性行走支架

4) 轮椅:为最后的助行器,适于下肢严重病障无负荷可能,或一般情况差,体力过于虚弱的患者,手力推动有被动(由他人助推)、主动(患者自己推动)两种。图Ⅱ-11-12 示兼有被动与主动两种可能的轮椅。除手力推动外,还有电动轮椅,轮椅可置放于轿车后方行李箱格内(彩图 9)。轿车的坐位、刹车、加油踏板、转盘等均可按患者具体情况配制。行李箱格内还可安装电动起重机,使轮椅的装卸自动化,不但便于患者的私人生活,而且为其职业生活提供有利条件。

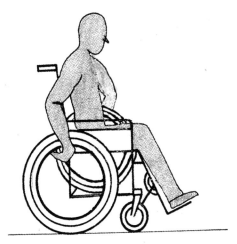

图Ⅱ-11-12 徒手轮椅(自动或被动)

(3) 日常生活活动的锻炼(ADL)与辅助器具:目标是对日常生活,诸如起居、漱洗、餐饮、如厕方方面面需要进行的活动加以指导,并可利用种种辅助器具,既达到便利生活、减轻疼痛的目的,又辅助防止旧畸形的复发或新畸形的出现。辅助工具种类繁多,兹举例如下:

圆领衫长柄助脱器(图Ⅱ-11-13),纽扣进出纽孔辅助器(图Ⅱ-11-14),长柄梳(图Ⅱ-11-15),长柄刷;鞋改用弹性鞋带或改用拉链、粘合条。手指抓持细小物品改为经掌持较大物体操作。改用汤匙替代筷子,汤匙与笔插入橡皮、塑胶或软木圆块中便于握、持(图Ⅱ-11-16)。剪刀改手指抓持为掌部握持的所谓"风湿剪"(图Ⅱ-11-17)。门把手加长柄,钥匙加宽夹片(图Ⅱ-11-18)。厨用菜刀改用纵行圆柱状手柄(图Ⅱ-11-19)。从地板上持物助以持物钳(图Ⅱ-11-20)等。还有水龙头加长柄、浴室防滑垫、淋浴坐椅等。由于手与其他关节的畸形病变,患者对足部护理如剪甲、洗擦等有困难,可用长柄杆携带布条或小刷,电动磨甲器、电吹风(干燥趾缝)等。马桶增高座(后方 30 cm,前方 20 cm)便于下坐/起身,家用及办公室坐椅,简易处理办法为加一三角形(后高前低)海绵垫即可,坐板前方改为下沉可调结构等均适于髋屈曲限制者。

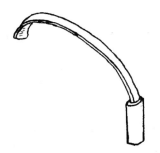

图Ⅱ-11-13 圆领衫长柄助脱器

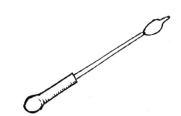

图Ⅱ-11-14 纽扣进出纽孔辅助环

坐位弹跳器便于由坐位起身。办公椅改 4 轮为 5 轮以免歪斜跌倒,等等。按患者具体条件和需求,辅助工具还有许多改进与创造的空间,有待努力。

(4) 职业、工作活动锻炼:针对患者病障及手术特点有针对性地施行手工操作促进关节活动、防止畸形僵直、增强肌力。它尽量迎合患者的兴趣并发挥其天赋才能。由于有制造产品的成果,患者会获得精神上的愉悦和满足感,从而增加对活动锻炼的积极性。

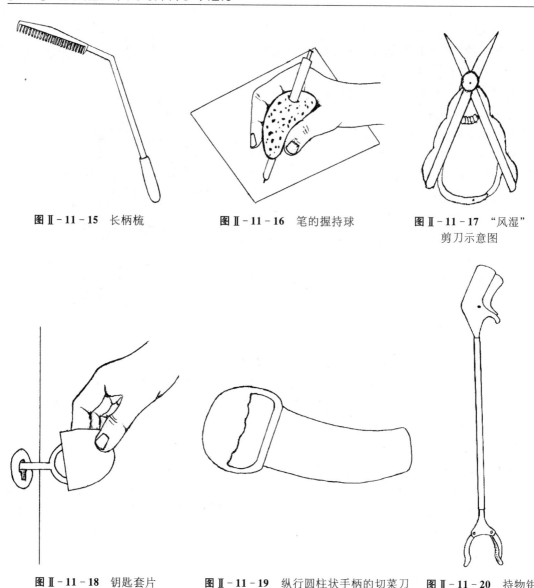

图Ⅱ-11-15　长柄梳　　　　图Ⅱ-11-16　笔的握持球　　　　图Ⅱ-11-17　"风湿"
剪刀示意图

图Ⅱ-11-18　钥匙套片　　　图Ⅱ-11-19　纵行圆柱状手柄的切菜刀　　图Ⅱ-11-20　持物钳

　　诸如高框编织器(彩图10)，主要锻炼肩、腕、手；自行车锯与橇椅上/下肢编织机(彩图11)，除上肢外还锻炼下肢关节等。操作陶土转盘，制造陶土器皿。此外还有书写、绘画、缝纫，握捏胶土泥、黏土泥等多种手部活动锻炼。

　　(5) 类风湿关节炎与鞋：类风湿关节炎足部罹犯相当普遍，会出现各种畸形，站立、行走疼痛，以及踝关节轴位异常等。这就需要不同结构的鞋及其附件以减轻疼痛，防止畸形的发展与复发。它不仅是保守治疗，也是手术后康复的一个重要组成部分。掌握不同类型鞋的结构及附件的知识，对判断保守治疗与手术治疗的界限，手术治疗的指征都至关重要。

　　对类风湿关节炎，患者选择正确合适的鞋及其配件使之达到支撑、减压、减震、减负，避免或减少站立、行走疼痛，保护手术关节并防止畸形复发或出现新畸形的目的。

　　利用鞋或其配件以矫正畸形，对类风湿关节炎患者指征很少，仅偶用于轻度畸形，急性期已过，并较长时间处于稳定期者。基本条件是被动矫正时无痛(如矫正足外翻倾向)。一般限用于儿童患者。

1) 足垫(Einlage):支撑足弓是足垫的重要功能,横弓下沉乃以足垫撑弓(Pelotte)支撑于2、3、4跖骨头后,但容第1与第5跖骨头着地,因若太宽延至第1与第5跖骨头部下方,则会致整个横弓又趋下沉。支撑不宜太靠前,以免压迫跖骨头,但亦不宜太靠后致跖骨头抬高不足。

对纵弓下沉平脚,足垫的撑弓应支撑于后方的截距突,而不是支撑整个纵弓,否则会导致纵弓弹性消失,而不能达到保持后足位置的目的。

足垫后足部分呈半凹形,使足跟不会因足一侧抬高而偏移。早期滑膜炎、无滑囊炎可用短的足垫,有明显炎症者宜用全长足垫。

制作方法:宜于海绵片上踏地压模作为制作的根据。

材料:后足宜用全硬材料,前足宜用半僵硬有一定弹性的材料,过去用皮革/软木较多,优点是易加工、修整,但缺点是易磨损变形,且占位较多,商品鞋可能嫌小,皮革舒适但汗渍潮湿,难于清洗。金属与有机玻璃硬度偏大。目前选用热塑料,或不同硬度的海绵状塑料(封闭或开放式)较多。抗震以弹性塑胶-凝胶较好,它用于足跟部缓冲减震垫更广。

2) 普通商品鞋与矫形商品鞋的改造:当普通商品鞋加附件(足垫)对严重畸形脚已不能达到上述对鞋与配件的基本要求,而在选用较复杂昂贵的矫形鞋前,要考虑是否有对普通商品鞋与矫形商品鞋改造的可能。在此首要对商品鞋的基本结构有所了解。

(A) 商品鞋的基本结构:[图Ⅱ-11-21(a)]示鞋的侧面,可见鞋跟,鞋跟加固层、弹跳区、鞋关节、鞋底与内底,鞋前方加固层与鞋尖推冲范围等。改造中除关注患脚、踝之外还要注意整体活动中相关关节,如髋、膝等的状况。矫形商品鞋灵活度较大,鞋底、鞋跟、鞋帮等均可自行配置。改造的内容有内底作必要的填垫,骨凸部分可点状挖空或锉凹以减压;鞋帮的皮要软,可扩宽以容脚易于滑入;鞋帮亦可挖空、加垫。鞋关节、鞋跟、鞋前方(高度、长度)加固增强;前方容趾活动空间约10 mm。注意鞋底越硬,鞋尖推冲范围越大。改造后的鞋放置足垫更为理想。鞋跟适当垫高可使跖屈肌与足跟区减负,减少足跟着地时的冲击,当然要付出前足负荷增加的代价,故使用受限。下肢不等长,可垫高短侧鞋跟,但不宜超过1 cm,以避免影响鞋的静力学。

(B) 滑橇弓状鞋底:对足部负荷分布的改变有重要作用,不同部分的滑橇,借滚动旋转点的变化可使相应的前、中、后足得以减负。

(a) 鞋跟滑橇:它使后足滚动过程缩短,并减少垂直轴线的作用力,从而减轻踝关节负荷。它适用于踝关节固定术后,或髋、膝人工关节置换后。缺点是不稳定感,双侧滑橇结构不稳定感更为明显。鞋关节不够牢固者可稍延长鞋跟。楔形鞋跟[图Ⅱ-11-21(d)]有滑橇式鞋跟类似的作用,但稳定性佳并广泛应用于矫形商品鞋,可作为优先选择。矫正足外翻主要借助鞋跟一侧增厚的楔块。此种以楔块作侧方垫高还用于膝内翻(外侧垫高)、膝外翻(内侧垫高),但无明显足畸形为前提条件。

(b) 前足(跖趾关节)鞋底滑橇[图Ⅱ-11-21(a)],滑橇的下方顶在跖趾关节后方,它便于前足(跖趾关节)滚动,使跖趾关节活动减少,并使关节与跖骨头减负,前方要保留鞋尖推冲范围。注意滑橇越长,负荷越向后脚转移。它适用于前足横弓下沉所致疼痛。与楔形鞋跟相连的整块鞋底滑橇,可将重力分配于整个鞋底,亦利于后足跟的滚动。

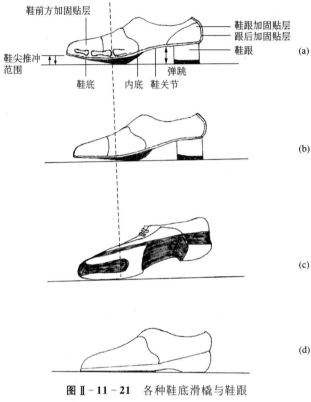

图Ⅱ-11-21　各种鞋底滑橇与鞋跟
(a) 前足(跖趾关节)鞋底滑橇　(b) 中足鞋底滑橇
(c) 蝶状鞋底滑橇　(d) 楔形鞋跟

　　(c) 蝶形滑橇(Marquadt)[图Ⅱ-11-21(c)],将第2、3跖骨头下方挖空(两侧方有增强片)使第2、3跖骨头减压、减负。挖空处下方加软材料铺垫。此乃蝶形足垫的另一变种。蝶形足垫的缺点是于减负的同时第2、3跖骨头更形下沉,随着早期减痛后不久又出现症状。滑橇型蝶形底结构,置于鞋底与内底之间,另有附加支撑跖骨头的足垫以防止横弓下沉,为另一改进。普通商品鞋与足垫仍不能改善的负荷痛有选用蝶形鞋底滑橇可能,但还是有人认为横弓跖凸仍未能完全排除。

　　(d) 中足滑橇[图Ⅱ-11-21(b)]雪橇下顶端位于足近端的跗跖(Lisfranc)关节处。它的作用是减少踝关节与中足的重力与剪刀负荷,并可代偿后足伴疼痛的活动负荷。但其代价也是站立稳定性降低。各种鞋底滑橇,均使鞋底增高,故对侧鞋应作相应垫高以保证双下肢等长。

　　3) 矫形鞋:特点是完全按患者的脚量足定制,故针对性强。适用于脚、踝严重畸形伴显著疼痛与功能障碍;患者不具备手术条件或不愿手术,而商品鞋、商品矫正鞋及鞋垫不能解决问题的最终处理手段,但造价甚高。矫形鞋可以是无高帮仅达踝部或其下的半鞋型,亦可为踝上靴型,鞋帮长者可达 24 cm,以资更稳定的保护。后者仅适于后足、踝关节显著病变或上踝关节融合固定术后 6 个月之内使用。

　　量足定制的矫形鞋有一种可调机制,先以透明材料按计划鞋样作一试用鞋,穿鞋站立后如发现有异常压点,可在正式矫形鞋中加以矫正。在Ⅱ.11.3.4.(5)2中商品鞋、矫形商品鞋的各种结构,诸如底垫、前/后加固、鞋帮皮的要点、抗震鞋跟、各种鞋底滑橇等均可延用。注意滑橇顶尽量位于髋中点下延线上为宜。

参考文献

[1] ARO Rheumaorthopädie [M]. Steinkopff Verlag, 2005.

[2] Baumgartner R. et al. Grundkurs Technische Orthopädie [M]. Thieme, Stuttgart, 2002.

[3] Brattström M. Gelenkschutz bei progredierter Poly-arthtitis [M]. Studienliteratur Schweden, 1972.

[4] Engel Joachim-Michael, Gunter Ströbel. Rheumatherapie 2 [M]. Auflage, VCH Verlag, 1990.

[5] Fehr K. Rheumatologie in Praxis und Klinik [M]. Georg Thieme Verlag, 1989.

[6] Gschwendt N. Die operative Behandlung der chronischen Polyarthritis [M]. Thime Verlag 2. Auflage, 1977.

[7] Huber W. et al. Verschiedene Kanülierten Schrauben zur Arthrodese des Rückfußes [J]. Orthop. Praxis, 5(2005)245 – 253.

[8] Irlenbusch, et al. Ergebnisse der inversen Schulter-endoprothese bei Rotatorendefekt Arthopathie [J]. Orthop. Praxis,3(2008)111 – 121.

[9] Jani L. Hemiarthroplastik Mac Intosh [J]. Orthopaede, 2(1973). 117.

[10] Mai S, Mai B. Ein-bis zwei-Jahreserfahrungen mit einem neuen biogradierbaren Implantat für kleine Gelenke [J]. Orthop. Praxis, 4(2007)159 – 167.

[11] Steinhäuser J. Die Korrekturosteotomien u. Arthrodese am Chopart-Gelenk [J]. Orthop. Praxis,9 (2001)599 – 602.

[12] Tillmann K, et al. Orthopaedieschuhtechnische Versorgung rheumatischer Füße [J]. Med. orth Tech, 109(1989) 142 – 146.

[13] Wang, W. N. Clinical Observation on Blauth's total Endoprothese of the knee Joint [J]. Arch. Orthop. Traum. Surg, 103(1984) 263 – 268.

III. 附录:药物治疗及其他

药物治疗在类风湿关节炎的治疗中占重要地位。因为类风湿关节炎病程虽有急性发作期,也可能有缓解期,但总的来说它是一个进行性或反复发作的关节炎症破坏性疾病。手术治疗仅为治疗的一环。患者在手术前均已有过药物治疗史,并兼有治疗过程可能存在的问题,虽然药物治疗是风湿内科同道的主要任务,但对风湿矫形外科医生而言,手术前、中、后不可避免地也要面对药物处理的相关问题,所以对药物治疗的基本知识,也是不可或缺的。

药物治疗的历史久远,但至今尚难达到疾病治愈的目的。除对症治疗如止痛外,治疗的目标在于从局部乃至全身影响病变的病理机制,以制止或减缓炎症病变的发展过程。

Ⅲ.1　非类固醇类(非肾上腺皮质激素)消炎止痛抗风湿药

几种重要非类固醇类消炎药的半衰期与最高剂量/日

药名	水样酸类	芳香基醋酸衍生物		吡唑啉酮		芳香基丙酸衍生物	
	阿司匹林 Aspirin	Amuno	双氯芬酸(扶他林) Voltaren	Butazolidin	布洛芬 Ibuprofen	Surgam	Dexibuprofen
半衰期	3 小时	5 小时	4 小时	72 小时	2 小时	1 小时	
最高量/日	3~6 g	75~150 mg	75~150 mg	400~600 mg	400~1 200 mg	300~600 mg	600~900 mg

药　名	Oxicam 类衍生物		选择性环氧合酶(COX2)抑制剂	
	Felden	Mobec	Vioxx	Celebrex
半衰期	40 小时	20 小时	10~12 小时	15~17 小时
最高量/日	10~20 mg	7.5~15 mg	12.5~50 mg	100~400 mg

1.1　作用机制

上述各类药物化学结构不同,抑制炎症反应与止痛的作用可能通过不同的机制。

1.1.1　通过抑制环氧合酶(COX-Cyclooxygenase):抑制参与局部炎症反应与疼痛的前列腺素的生成及其在体内的浓度,这种作用不限于病变关节局部,而且作用于全身。环氧合酶有两种(COX 1 与 COX 2)。存在于机体内皮系统、肾、骨等处,COX 2 可导致前列腺素产生过度,致对胃、肾等不良反应增加,而 COX 1 所生成前列腺素对胃、肾有保护作用,它与胃黏膜的正常血供及胃黏液及碳酸的产生有关,所以选择 Mobec,胃肠道等不良反应确实较少。

1.1.2　通过细胞机制：如抑制细胞的游走及抑制溶酶体(Lysosomle)酶的析出。

1.1.3　药物直接止痛作用。

各种制剂消炎止痛作用点有所不同，或各有偏重。

对药物的理想要求是能快速并充分抑制炎症并止痛；耐受性佳；无或较少不良反应(包括长期使用)；与其他药物无交互作用等。这种理想的药物尚不存在，这样市场上新制剂不断推陈出新，就不足为奇了。

双氯芬酸(扶他林)、布洛芬、Felden、Mobec、Vioxx、Celebrex 等为较常用的非类固醇类消炎药。为延长药物的作用时间，可选用半衰期长的药，如 Felden(Oxicam 衍生物)，半衰期 20 小时，每日一片即可，双氯芬酸半衰期 4 小时，每日用药 2～4 次；此外还要注意用药剂量及是否长效制剂。如 Dexibuprofen 含有效物质 100％，而布洛芬(Ibuprofen)仅含 50％，故前者可减量，而且胃肠损害比布洛芬与双氯芬酸小。

药物的每日最高剂量不宜超过，因药量增大其疗效不增，不良反应却增多。症状改善后可适当减量。不要同时合用两种或多种非类固醇类消炎药物，因会增加不良反应。一种药物使用数日后仍无效或出现不良反应，要考虑改用其他药物。

1.2　不良反应

胃(肠)道的反应很常见。上述药物有的除全身外还有局部抑阻前列腺素对胃黏膜的保护作用，故宜在餐中或餐后服药，并适量饮水。必要时，尤其有胃病史或 60 岁以上老人，可同时服用"护胃"药(Misoprostol)，亦可选用 Arthotec，后者为双氯芬酸(扶他林)与 Misoprostol 的混合制剂。亦可选用栓剂。其他不良反应还有支气管痉挛，血小板、粒细胞减少，肝肾功能损害，过敏反应等，但均较少见。罕见莱耳综合征(急性毒性表皮松解)。

阿司匹林在英美使用较普遍，因中枢神经系统及胃肠道并发症在德语区使用较少。其新的制剂三氟尼柳(Diflunisol,Flunigl)效用及耐受性较好。

Butazolidin 半衰期长，常有粒细胞减少，德国医药委员会规定只能使用数日。Amuno 偶有中枢神经不良反应。

还要注意与其他药物，如抗凝剂、抗糖尿病药、利尿药、抗高血压药等的干扰作用。

1.3　禁忌证

急性胃、十二指肠溃疡，3 个月内孕妇，及产前 3 个月禁用，因不能排除导致畸胎及分娩困难。Celebrex 除上述禁忌证外，不能耐受 Sulfonamid、Laktulose 等。

III.2　止痛剂

非类固醇类抗风湿药可减痛，但达到完全无痛仍属少数。患者若仍有不能耐受的疼痛可考虑使用止痛剂。

止痛剂分为作用于周围神经系统与中枢神经系统两种，中枢作用的止痛剂又区别为低效能阿片制剂与高效能阿片制剂。

药　物	1 次量	最高量/日	不良反应
作用于周围神经的止痛剂			
对乙酰氨基酚 (扑热息痛 Paracetamol)	500～1 000 mg 片剂或栓剂	6 000 mg	过敏反应、肝损害、粒细胞减少、胃溃疡
阿司匹林(Asipirin)	500～1 000 mg 片剂	4 000 mg	
作用于中枢的止痛剂 (1) 低效能类阿片制剂			
双氢可待因	60～120 mg	240 mg	恶心、呼吸抑制、支气管痉挛(哮喘),长期使用有成瘾性
Valoron N	50～100 mg	400 mg	
曲马朵(Tramal)	50～100 mg	400 mg	
(2) 高效能阿片制剂			头痛、头晕、心律紊乱、肝肾功能损害、皮肤瘙痒等。对豆类、花生过敏、心动过缓、中枢神经系统功能紊乱者、孕妇、儿童禁用,成瘾性如上。
Morphinsulfal Fantanyl	1 次量 10～200 mg 共有 4 种贴膜:25、50、75、100 μg/小时,持续有效 3 天。以 100 μg/小时贴膜为例,相当于阿片 60 mg/日量		

Ⅲ.3　类固醇激素(肾上腺皮质激素 Corticoid)

因抗炎症与免疫抑制作用强,在类风湿关节炎的治疗中占有重要地位。

3.1　作用机制

主要是通过抑制重要的细胞与体液的炎症反应。

3.2　指征

非类固醇类抗风湿药虽剂量足够,但仍不能满意控制炎症者;长时间作用的基础治疗药物尚未起作用前。

3.3　不良反应

长期用药必然出现不良反应,如库欣(Cushing)综合征——高血压、糖尿病、满月脸、向心性肥胖等,儿童生长发育障碍,血中皮质类固醇增加,嗜伊红粒细胞减少,胃、十二指肠溃疡,骨质疏松等。抗感染能力下降,如结核病复发等,反应性滑膜炎、皮肤萎缩、肌痛、低钾、偶有骨坏死、血管炎,中枢神经功能紊乱,白内障,青光眼。另一方面长期用药可出现肾上腺皮质萎缩、伴功能低下。

3.4　禁忌证

急性胃、十二指肠溃疡、感染等。

3.5　使用方法及注意事项

有全身与局部两种用药方法。

3.5.1　全身用药：使用以泼尼松(Prednisone)、或泼尼松龙(Prednisolone)为标准计算，如 5 mg 相当于其他类固醇制剂如曲安西龙(Triamcinolone、Volon 4 mg，甲泼尼松(Methylprednisolone、Urbason)4 mg，地塞米松(Dexamethasone)0.75～1 mg。

使用原则是尽可能短期、低剂量、口服为宜。每日剂量不宜超过库欣阈界量(7.5 mg)，因超过此量，不良反应会迅速递增。而低于此阈界量，不良反应显著减少，这也为不得已需较长时间用药者提供可能。口服时间宜在早晨 6:00～8:00，与体内肾上腺皮质分泌激素的高峰同步。炎症发作期可用泼尼松(Prednisone)10～20～30 mg/日，使用 1～2 周，病症改善后减量，能减至 5 mg/日更好。每两天 1 次用药对肾上腺皮质的抑制比每日 1 次为轻，如能达到症状改善最为理想，但可惜有时炎症未能得到有效控制，则要恢复每日用药。

长时间作用的制剂，如地塞米松(Dexamethasone)或长效制剂(Retard)会显著抑制肾上腺皮质的功能，尽量避免使用。类固醇与非类固醇类抗风湿药一般不合用。但在类固醇减量后短期加用非类固醇类消炎药，然后停用类固醇药的可能性存在。

类固醇药的冲击治疗：严重的急性炎症时冲击性使用大剂量类固醇，如甲泼尼松 1 000 mg/日，可持续一段时间，随后类固醇维持量可减少。但因免疫功能显著抑制，可能有严重感染并发症、急性心衰竭、中枢神经病变、偏瘫、骨坏死、糖尿病、胃肠出血等，故要慎用。一般限用数日，急性炎症好转后减量、停药。

类固醇药的减量只能缓慢进行，尤其是长时间(数周、数月以上)用药后，肾上腺皮质功能减退，突然停药或过速减量会出现类固醇戒用后综合征，出现发热、肌痛("假风湿病")、食欲减退、腹痛、腹泻、低血压休克综合征、脱水、抑郁、无力、血钠降低、血钾增高、血与尿中肾上腺皮质激素量减少，嗜伊红颗粒细胞增多，尿氮增加。出现肾上腺皮质功能衰竭要大剂量持续给予类固醇，包括静脉输入，如氢化可的松 50～100 mg 每 4～6 小时 1 次，第 2 天每 8 小时滴注 1 次。

3.5.2　局部用药：对显著关节内炎症，使用非类固醇抗风湿药无明显好转者，可于局部如关节内注射类固醇药。[参总论 I.5.2.1(1)]。

禁忌证：疑有感染的关节，以及急性胃、十二指肠溃疡等，用药后炎症仍继续进展者，宜考虑放射性核素滑膜清除或手术滑膜切除。

III.4　长期作用的基础治疗药物

所谓基础治疗药物是指缓慢起效(从数周到数月)，长期缓慢作用的药物可以减轻类风湿关节炎症进程，可减少非类固醇抗风湿药等药物用量甚至停用，疗效佳者甚至能完全终止炎症病变的发展。它们针对发病机制的不同环节起作用，其作用机制亦可能与基因有关，如肾病、血小板减少等药物不良反应与携带 HLA-B 8，HLA-DRW 2 与 HLA-DRW 3 的患者有一定联系。有人认为某些药物的效果亦与基因因素有关。此类药物包括金制剂、抗疟药、D-青霉胺、免疫抑制剂与细胞抑制药，以及免疫刺激药、免疫调控药等。

4.1 金制剂

作为治疗类风湿关节炎的药物已超过半个世纪以上。它对治疗关节炎症、增生、破坏病变的作用已属肯定,对类风湿关节炎的有效率约达 70%,如启用于疾病早期效果佳,甚至可使病程静止。

作用机制的靶点在免疫过程的不同环节。金被巨噬细胞与单核细胞吞噬后可稳定溶酶体酶的释出。金进入人体后,还影响 T 细胞、免疫球蛋白与补体活性。

4.1.1　指征:进行性单或多关节炎,最好在起病 3 个月内关节破坏前启用;足够量的非类固醇类抗风湿药物、但病变的活动性仍未能控制者。

4.1.2　剂量:制剂有注射与口服两种,各种制剂的含金量不等(13%～50%)。注射用 Tauredon 为水剂、含金量 46%,Aureotan 为油剂,吸收较慢,含金量 50%。用药以逐渐增量为原则,Tauredon 第 1 周 10 mg,以此测试患者耐受性,第 2 周 20 mg(Aureotan 第 1、2 周 20 mg/周),第 3、4 周 40 mg/周,第 5 周至 5 个月 50 mg/周,以后 25～50 mg/每 2～4 周为维持量,可持续数年,至症状完全缓解后至少 1 年。一般出现药效在 8～20 周。如用药后较早出现改善,炎症指标降低,可考虑较早减量。如半年后仍无效果,可提高剂量,或缩短注射间隙。

口服制剂 Ridaura 6 mg/日,它在血中的运输通过药物的亲脂性或藉血中的细胞成分。但吸收率不等,血中含量及在体内滞留时间比注射低,故效用比注射剂差,起始亦较慢(24 周后),其不良反应(如胃肠功能紊乱)比注射剂为少。可先用注射剂至出现疗效后改用口服制剂,作为长期治疗。必要时可与非类固醇类抗风湿药或类固醇药合用。但不可与其他基础治疗药物合用。

4.1.3　不良反应:用药早期关节症状可能加剧。可出现皮炎、瘙痒,尤其是在日晒部位出现紫绀;皮肤金沉着病(Chrysiasis);毒性皮肤反应可能与患者体内存在 HLA-DR 2 与 HLA-DR 3 有关。胃肠炎、牙龈炎,存在的溃疡性结肠炎、克朗(Crohn)病症可能恶化。偶有支气管炎;浸润性肺病变“金肺”;血小板、粒细胞减少、贫血;肾功能损害、蛋白尿,所谓“金肾病”常与患者体内存在 HLA-DR 3 与 HLA-B 8 有关。但此类患者对金制剂的疗效却甚佳;肝损害多仅有轻度相关酶增高;偶有角膜金沉着(多为可逆性),脱发、过敏反应等。

4.1.4　禁忌证:孕妇、感染疾患、溃疡性结肠炎与克罗恩病[克隆(Crohn)病],胶原病、严重肾肝疾患、血液病等。

4.1.5　监测:用药初 3 个月每两周 1 次,以后每月 1 次,内容包括不良反应的临床表现。化验:包括血小板,SGPT,γ-GT,肌酐,碱性磷酸酶、尿常规。免疫球蛋白每 3 个月复查 1 次。

4.2 抗疟药

常用氯喹(chloroquine)与奎宁(quinine)。两者效用相同,但后者可能毒性较低。两药主要作用于免疫系统,如巨噬细胞与 T 细胞活性,抑制吞噬作用,稳定溶酶体酶。

4.2.1　指征:炎症活动性相对较低的类风湿关节炎,尤其多关节病障老年患者,有时用在使用其他基础治疗类药物后病变仍在进展的类风湿关节炎。

4.2.2　剂量:氯喹 250 mg/日,奎宁 200～400 mg/日,出现疗效后剂量可减半。一般持续使用时间不超过 1 年。可与类固醇药合用。往往随后可减少使用类固醇的剂量,但不可与其他基础治疗类药物合用,因不良反应相应递增。

4.2.3　不良反应:约 30％患者有恶心、胃不适等。中枢神经系统有睡眠障碍、不安、头痛等;少见的有心肌病、心功能不全,皮疹、瘙痒、脱发等。＞30％病例角膜有药物沉着,但停药后会自动消失。严重的不良反应是不可逆性视网膜药物沉积,可导致失明。偶有白细胞、粒细胞减少,肝毒性反应、肾功能障碍等。

4.2.4　禁忌证:眼底黄斑变性、色素性视网膜炎,孕妇,肾功能不全,肝损害,血液病等。

4.2.5　监测:用药初每月 1 次,以后每 3 个月 1 次,检查临床有否不良反应征象及血常规、肾肝功能;每 2～3 个月检查眼底,一旦发现病征应立即停药!

4.3　柳氮磺胺吡啶(Sulfasalazine)

近年用于类风湿关节炎的基础长期治疗有增加趋势。有效率,尤其早期病例可达 50％左右,病变完全静止率较高。效果可与金制剂、D-青霉胺媲美,而不良反应却较少,且较早出现治疗效果,近年常作为长期基础治疗的首选。

4.3.1　作用机制:药物有增强抗炎症及免疫调控功能。它在肠中被细菌分解为 5-氨基唾液酸与磺胺吡啶,后者又在肝中进一步代谢,除其总分子外,磺胺吡啶也对慢性炎症起作用。5-氨基唾液酸在试管中有抑制环氧合酶与脂氧化酶的作用。

剂量:第 1 周 500 mg/日,第 2 周 1 000 mg/日,第 3 周 1 500 mg/日,第 4 周 2 000 mg/日,出现疗效后可逐渐减量,如无效可增至 3 000 mg/日。出现疗效一般在 4～8 周后,有时在用药 3 周后即出现疗效。如用药 3 个月后仍然无效要考虑改用其他基础治疗药物。

4.3.2　指征:严重进行性类风湿关节炎可作为首选基础治疗药物;其他基础治疗药物虽用量与时间均足够,而疗效却不明显或出现不良反应者。

4.3.3　不良反应:恶心、头晕、头痛、肠胃与呼吸道反应、失眠、低血糖、脱发、皮肤过敏反应;粒细胞减少、巨细胞贫血、肝肾功能损害、精子生长紊乱、少精,后者在治疗结束 3 个月后多能恢复。

4.3.4　禁忌证:对水杨酸类药物过敏、孕妇、严重肝肾功能损害。

4.3.5　监测:用药初 3 个月内每 1～2 周 1 次,4～6 个月每月 1 次,6 个月后每 2～3 个月 1 次,内容包括临床有否皮疹、胃肠道反应、中枢神经系统紊乱、发热、咳嗽等。化验:血常规、血小板、碱性磷酸酶、SGPT、肌酐;尿液检查,抗核因子。每 3 个月查 dsDNA 抗体 1 次。

4.4　D-青霉胺(D-Penicillamine,简称 D-PA)

治疗类风湿关节炎的有效率略超过 50％。不良反应比金制剂多,有效率比金制剂低。目前在药物的选择上,居柳氮磺胺吡啶(Sulfasalazine)与甲氨蝶呤(MTX)之后。

4.4.1　药理机制:主要作用于细胞与体液免疫机制,在试管与活体内均可观察到免疫球蛋白的解聚作用。市场上使用的 L-青霉胺(L-Penicillamine,商品名 Metalcaptase 与 Trolovol),不含毒性。

4.4.2　指征:有明显活动性的类风湿关节炎(血清学检查阳性或阴性)患者;不能耐受其他基础治疗药物,如金制剂等治疗失败者;有时用于金制剂治疗发生中毒时,有促进金的排出之效果。

4.4.3　使用方法：Metalcaptase 第 1 与第 2 周 150 mg/日，第 3 周 300 mg/日，第 4、5 周 450 mg/日，第 7 周起 600 mg/日，如能耐受可增至 900 mg/日，起效至少在开始用药后 8～10 周。此方案的作用比过去的 1 200～1 800 mg/日为低。

4.4.4　不良反应：发生率约 30%，有皮疹、瘙痒、胃炎，白细胞、粒细胞、血小板减少，肝、肾功能损害(血尿、蛋白尿等)、神经炎、重症肌无力、播散性红斑狼疮等。

4.4.5　禁忌证：孕妇、青霉素过敏，严重肝、肾、血液疾患、红斑狼疮。抗核因子阳性患者慎用。

4.4.6　监测：用药初 3 个月内每 2 周 1 次，以后每月 1 次，长期用药者每 1～2 个月 1 次。监测内容除临床外，化验包括血常规、血小板、SGPT、碱性磷酸酶、肌酐等，出现蛋白尿要停药！免疫球蛋白与抗核因子则每 3 个月检测 1 次。

Ⅲ．5　免疫抑制剂、细胞抑制药，以及物理免疫抑阻

上述两类药物有抗炎症、抗增生作用。作用于不同的细胞与体液免疫机制，可惜它不仅作用于病理过程，而且也作用于人体正常的生理过程，后者抑制人体对致病源的正常生理免疫反应，故对应用要严格掌握。此类药物主要应用于治疗胶原病。如其他基础治疗的剂量与持续时间足够却仍无效或出现器官并发症者。作为类风湿关节炎的基础治疗，有相对指征。

5.1　硫唑嘌呤 (Azathioprine, Imurek)

为嘌呤拮抗物，属抗代谢类药。适用于对其他基础治疗无效的类风湿关节炎；用于银屑病关节炎的优点是可同时治疗银屑病；亦用于斯蒂尔(Still)病的治疗。

剂量：口服每天 1～2 mg/kg 体重(成人在 50～150 mg/日)，效用始于用药 4～12 周后，用药 3～6 个月后如仍无效，要考虑停药或采取其他治疗方案。

5.1.1　不良反应：可导致或复发感染，恶心、呕吐、肝肾功能损害，转氨酶升高需即停药，因随后很快会出现黄疸。胰腺炎、贫血、血小板减少；淋巴增生性疾患，如非霍奇金淋巴瘤与白血病。

5.1.2　禁忌证：短期内有生育愿望的男女患者、孕妇、哺乳期妇女。治疗期间及治疗结束后 6 个月内要避孕。治疗期间不可作活疫苗免疫。不可与别嘌醇(Allopurinol)同用，因药物积聚增加。

5.1.3　监测：用药开始 1～2 周 1 次，以后 2～4 周 1 次，监测内容包括-有否皮疹、胃肠出血、感染发热(此时要停药！)、出血、脱发等。

化验：血常规，肝肾功能，γ-谷氨酰转肽酶(γ-GTP)，碱性磷酸酶、肌酐等。免疫球蛋白测定每月 1 次，3 个月后每 2～3 个月 1 次。

5.2　甲氨蝶呤 (Methotrexate-MTX)

为叶酸拮抗物，与硫唑嘌呤同属抗代谢类物，为抗肿瘤药，有毒性。它抑制二氢叶酸还原酶，并阻断脱氧核糖核酸、核糖核酸与蛋白的合成。

5.2.1　指征：炎症病变进行性发展的类风湿关节炎，对其他基础治疗如硫唑嘌呤(Azathioprine)用药 3～5 个月后仍不能达到满意疗效者；可减少肾上腺皮质激素的用量；对

银屑病关节炎的疗效亦佳;与其他细胞抑制药比较,重要优点是无诱发肿瘤的不良反应。

5.2.2　不良反应:全身不适、无力、关节症状加重(注意有否停用其他抗风湿药的因素在内);恶心、呕吐,可减量,或短时间改用静脉注入,或用甲氧氯普胺(Metoclopramide)、哌仑西平(Pirenzepine)等止吐抗酸药对症处理,可能有效;出现腐蚀性胃炎或溃疡时停药;过敏性毒性肺炎,X线片出现弥漫性阴影可给予肾上腺皮质激素治疗;用药期间要定期进行肺部X线片检查以排除肺结核。必要时预防性给予抗结核药物。皮肤毒性过敏性反应,常被迫停药;出现带状疱疹要立即停药,可给予免疫球蛋白与抗病毒药。出现血流终端血管炎、甲床栓塞、风湿结节(常见于手指指间关节伸侧)时要停药。其他不良反应有白细胞、血小板减少、巨细胞贫血;小腿溃疡愈合延缓、甚至扩大;体位性头晕等。

5.2.3　剂量:较安全的用法是成人每周给予7.5～25 mg,口服片剂可分2次给药,亦可肌肉、静脉注射。用药一般在4～8周后起作用。60%的患者用药数周后病情好转,随后可延长间隙时间,继续给药。用药3个月后仍无明显好转者,虽改用其他细胞抑制药,病情亦难有改善。给药当天不可同时给予非类固醇类抗风湿药,以免排出延缓。必要时可加用肾上腺皮质激素。治疗期间不可饮酒。

出现不良反应,尤其是血液系统不良反应,可给予MTX的解毒药亚叶酸(Folinic acid),每次用MTX后给予亚叶酸5 mg,常有较佳效果。但对低剂量MTX所致不良反应效果不明显。

5.2.4　监测:用药第1个月每周1次,第2至3个月每两周1次,第3月后每月1次。监测内容包括临床有否皮疹、口炎、胃肠炎、发热、呼吸困难、出血等。

化验:血常规,肝肾功能包括γ-谷氨酰转肽酶(γ-GTP)、肌酐等。肾功能减退可致体内药物积聚增加。

5.3　物理免疫抑阻

对于少数严重进行性病变,基础药物治疗无效,特别是增生病变为主的类风湿关节炎患者,有人作颈、腋、纵隔(胸腺、肺门)、腹部淋巴结分级X线照射,各区淋巴结照射量为3 Gy(300 rad),2周内总量可达20～30 Gy(2 000～3 000 rad)。报告不多,但有较严重不良反应,如腹泻、血常规变化、带状疱疹、感染等。虽用药后有即时治疗效果,但仍不能阻止复发,故指征应严格掌握。

Ⅲ.6　免疫刺激药物

研究报告示类风湿关节炎患者病程的长期性与免疫功能紊乱有关。主要为T-淋巴细胞系统活性减弱,与B细胞的协同作用功能减退,对巨噬细胞的刺激减弱。

6.1　胸腺肽(Thymosin)

胸腺激素对T-淋巴细胞的形成与调节起重要作用,早已被人们认知,它影响T-淋巴细胞分化的功能。胸腺肽作用于T-淋巴细胞标志物的形成,还影响T细胞与B细胞的交互关系,它促进辅助细胞与抑制细胞间的平衡,使T-辅助细胞对T-抑制细胞的比例增加;活性增强的淋巴细胞使淋巴激活素,诸如白细胞介素2(Interleukin2)与干扰素(Interferon)

增加。每周 3 次静脉注射，数周后临床关节炎症征象可有明显改善，但维持效用不可靠。

6.2　左旋咪唑(Levamisole)

为抗蠕虫药。实验研究它有刺激免疫功能之效。在试管与活体均示有 T 细胞活性增加，对类风湿关节炎的治疗效用时间持续较长。

常有粒细胞减少的不良反应，其发生与 HLA-B27 阳性患者存在联系。每周用量减至 150 mg 后不良反应虽有所减轻，但其选用仍要慎重。

Ⅲ.7　细胞分裂素与细胞分裂素拮抗药

细胞分裂素为糖蛋白，它在机体组织中对细胞生长与分化起调节作用，类风湿关节炎、银屑病与强直性脊柱炎的滑膜中发现高浓度的细胞分裂素。细菌与病毒的抗原、补体系统、结缔组织断片、急性期蛋白等可诱生细胞分裂素。

作用机制：增加的细胞分裂素与类风湿关节炎的滑膜与软骨的破坏有关。现已有多种细胞分裂素的拮抗药，主要有下列两类：

7.1　肿瘤坏死因子 α 拮抗药

如英夫利昔单抗(Inflixmab)为对抗肿瘤坏死因子(TNF-α)受体的抗体。它对部分类风湿关节炎患者的关节功能，患者全身状况、炎症的化验指标的改善，以及抑阻关节的进行性破坏(可见于 X 线片)有明显作用，此外对银屑病关节炎及其皮肤损害，强直性脊柱炎亦有疗效。

7.1.1　指征：价格较昂贵，持续 1 年的治疗费用约需 2 万～2.5 万欧元，德国限用于高度活动性类风湿关节炎，经两种基础治疗，其中包括足量的 MTX，至少 6 个月，而炎症活动性未见好转者。

7.1.2　用法：第 1、3、6 周，每千克体重 3 mg，后每 8 周静注 1 次。可与 MTX 每日 1 次肌注 7.5～15 mg 合用，以此种联合治疗类风湿关节炎 166 例，观察 30 周有效率 21%～67%(Antoni 等)。用药 8～12 周后如无明显效果，则应停药。

7.1.3　不良反应：局部注射处及全身过敏反应，感染、结核复发(必要时预防性给予抗结核药)、红斑狼疮、溃疡不愈等。静注英夫利昔单抗(Inflixmab)可致呼吸困难。

7.1.4　禁忌证：感染、溃疡、孕妇、哺乳期、肿瘤(尤其是淋巴瘤)，慢性病毒感染(如乙型、丙型肝炎)、心功能不全(3～4 级)等。不可作活疫苗预防接种。

7.1.5　监测：治疗 2 周后、6 周后、后每 3 个月 1 次，包括红细胞沉降率、C 反应蛋白、血 SGPT、γ-GT、碱性磷酸酶、肌酐等。治疗 6 个月与 12 个月后 X 线胸片与手足片(与使用药物前比较)。

7.2　白细胞介素 1-受体拮抗药

阿那白滞素(Anakinra)为再合成的人体特殊白细胞介素 1-受体拮抗药，研究示能减轻类风湿关节炎的炎症及破坏进程。

7.2.1　不良反应：局部注射处皮肤反应，偶需停药。是否增加感染机会，尚待观察。

7.2.2　用法;每日 70 mg,皮下注射。可与 MTX 15 mg/周,肌注或口服合并应用。

7.3　干扰素-γ

是一种细胞分裂素(作者注:细胞分裂素似有双向作用),有抗病毒、抗增生与免疫调节作用。使用以转基因技术生产的再组合的干扰素-γ,2/3 类风湿关节炎患者有症状改善之效(Lemmel 等)。

剂量:每日皮下注射 50 μg,3 周后在每周第 2 天注射。

不良反应:偶有发热、肌痛;严重的是少数患者可能出现抗核抗体,甚至出现红斑狼疮。所见报告较少。

Ⅲ.8　其他治疗类风湿关节炎的药物

8.1　β-谷固醇(β-Stitosterin)

为来自非洲的一种药物,作用机制可能是影响炎症组织中前列腺素-E2 的浓度。作为长期治疗,尚待进一步研究。

8.2　多种酶的混合制剂

包括胰酶、脂酶,淀粉酶、糜蛋白酶、木瓜蛋白酶、菠萝酶或芦丁(Rutin),以期在人体中使病源性免疫复合物裂解。进一步研究正在进行中。

8.3　Subreum

为大肠杆菌(又称大肠埃希菌)一种组成成分的制剂,作用于肠道免疫系统,影响对抗原的耐受作用,它可能与类风湿关节炎的发病机制有关。使用剂量为 1 只胶囊相当于 24 mg 大肠杆菌浸出液。

指征:用于活动性较低的类风湿关节炎。

不良反应:除偶有恶心、腹泻外,尚未出现其他并发症,但仍有待进一步研究。

参考文献

[1] ARO Rheumaorthopädie [M]. Steinkopff Verlag, 2005.

[2] Engel Joachim-Michael, Gunter Ströbel. Rheumatherapie 2 [M]. Auflage, VCH Verlag, 1990.

[3] Fehr K. Rheumatologie in Praxis und Klinik [M]. Georg Thieme Verlag, 1989.

[4] Gräfenstein K. Klinische Rheumatologie [M]. ecomed, 1994.

[5] Hanslik-S B. Rückfußarthrodesen bei rh. Fußdef [J]. Orthop. Praxis, 5(2005)242 - 244.

[6] Huber W. et al. Verschiedene Kanülierten Schrauben zur Arthrodese des Rückfußes [J]. Orthop. Praxis, 5(2005)245 - 253.

[7] Kahle W. Taschenatlas der Anatomie [M]. Thime Verlag, 1988.

[8] Kalden JR. Klinische Rheumatologie [M]. Springer Verlag, 1988.

[9] Mathies H, et al. Lexikon rheumatischer Erkrankungen [M]. EULAR Verlag, 1990.

[10] Matzen KA, et al. Das Hüftgelenk des Erwachsenen [M]. Stork Druckerei GmbH, 1991.

[11] Miehle W. Gelenk u. WS-Rheuma [M]. EULAR Verlag, 1987.

[12]　P. Wehling et al. Clinical responses to gene therapy in joints of two subjects with rheumatoid arthritis [J]. Hum Gene Ther, 20, 97 (Feb, 2009).

[13]　卫生部药典委员会. 药名词汇(An English-Chinese Dictionary of Drug Names)[M]. 北京:化学工业出版社,1991.09.

参 考 文 献

[1] B. M. Ansell, E. G. Bywaters, Prognosis in Still's disease [J]. Bull Rheum Dis 9,189 (May, 1959).

[2] B. M. Ansell, G. P. Arden, Surgical management of juvenile chronic polyarthritis [M]. (Academic Press; Grune & Stratton, London New York, 1978), pp. xv, 281 p.

[3] ARO Rheumaorthopädie [M]. Steinkopff Verlag, 2005.

[4] J. F. Baker, M. H. Vioreanu, H. A. Khan, Smith-Petersen Vitallium mould arthroplasty: a 62 - year follow-up [J]. J Bone Joint Surg Br 93, 1285 (Sep, 2011).

[5] J. S. Batchelor, Excision of the femoral head and neck in cases of ankylosis and osteoarthritis of the hips [J]. Proc R Soc Med 38,689 (Oct, 1945).

[6] Baumgartner R. et al. Grundkurs Technische Orthopädie [M]. Thieme, Stuttgart, 2002.

[7] Bergmann G. et al. Schulterendoprothetik [M]. Springer Verlag, 1987.

[8] Brattström M. Gelenkschutz bei progredierter Poly-arthtitis [M]. Studienliteratur Schweden, 1972.

[9] Braun A. et al. Fuβ-Erkrankungen und Verletzungen (Praktische Orthopaedie) [M]. Steinkopff Verlag, 1999.

[10] W. C. Campbell, A. S. Edmonson, A. H. Crenshaw. Campbell's operative orthopaedics [M]. (C. V. Mosby Co., St. Louis, ed. 6th, 1980).

[11] Christ RM, et al. Die OSG-Prothese (S. T. A. G) [J]. Orthop. Praxis 5(2005)254 - 258.

[12] C. M. Ward, T. Kuhl, B. D. Adams. Five to ten-year outcomes of the Universal total wrist arthroplasty in patients with rheumatoid arthritis [J]. J Bone Joint Surg Am 93,914 (May 18, 2011).

[13] H. Cotta, P. Hinz, W. Puhl. Orthopaedics: a brief textbook [M]. Thieme flexibook (Year Book Medical Publishers, Chicago, 1980), pp. ix, 418 p.

[14] Debrunner A. M, et al. Primaer stabile Schulterarthrodes [J]. Z. Orthop. 113(1975) 82.

[15] Debrunner AM. Orthopaedie [M]. Verlag Hans Huber Bern, 1983.

[16] Dihlmann W. Röntgenatlas rheumatischer Krankheiten [M]. Georg Thime Verlag, 1985.

[17] Dihlmann W, et al. Therapie der entzuendlich-rheumatischen Krankheiten [M]. mediamed Verlag Ravensburg, 1983.

[18] Döhler. J. R. Lexikon Orthopädische Chirurgie [M]. Springer Verlag, 2003.

[19] Engel Joachim-Michael, Gunter Ströbel. Rheumatherapie 2 [M]. Auflage, VCH Verlag, 1990.

[20] Eulert, J. König A. Praxis der Knieendoprothetik [M]. Springer Verlag, 2000.

[21] 吕厚山,冯传汉等. 人工关节外科学[M]. 北京:科学出版社,2001.05.

[22] Fehr K. Rheumatologie in Praxis und Klinik [M]. Georg Thieme Verlag, 1989.

[23] J. W. Fielding, R. J. Hawkins, S. A. Ratzan. Spine fusion for atlanto-axial instability [J]. J Bone

Joint Surg Am 58,400 (Apr, 1976).

[24] Raoul Ghozlana, Henri Vacherb. Where is imaging going in rheumatology? [J]. Best Practice & Research Clinical Rheumatology, 2000,14(4):617 – 633.

[25] D. R. Gill, R. H. Cofield, B. F. Morrey. Ipsilateral total shoulder and elbow arthroplasties in patients who have rheumatoid arthritis [J]. J Bone Joint Surg Am 81A,1128 (Aug, 1999).

[26] Gill DR. Total elbow arthroplasty in rh. arthritis (Morrey BF: The elbow and its disorders) 3 [M]. WB Saunders, 1998.

[27] Girdlestone GR. Pseudarthrosis [M]. Proc Roy Soc Med 38(1945)363.

[28] Griesmann C. Zementfreie Hüftendoprothese bei Pat. unt. 40 Jahren [J]. Orthop. Praxis, 11(2000) 704 – 707.

[29] Göbel D. Über die funktionelle Relevanz nach Vorfuß-korrektur [J]. Orthp. Praxis, 8 (1998) 532 – 534.

[30] Gold P. Schulter Arm Syndrom 2 [M]. Auflage, Georg Thime Verlag, 1985.

[31] Gräfenstein K. Klinische Rheumatologie [M]. ecomed, 1994.

[32] G. P. Graziano, J. E. Herzenberg, R. N. Hensinger. The halo-Ilizarov distraction cast for correction of cervical deformity. Report of six cases [J]. J Bone Joint Surg Am 75,996 (Jul, 1993).

[33] Gschwendt N. Ergebnisse der Ellenbogen Synovektomie [J]. Orthopädie 16(1981)338 – 339

[34] Gschwendt N. Die operative Behandlung der chronischen Polyarthritis [M]. Thime Verlag 2. Auflage, 1977.

[35] Halm H, et al. Ergebnisse der transpedikulären Wirbelkörper subtraktionsostcotomie bei Sp. ank. Mit Kypho-Deformität [J]. Orthop. Praxis, 3(2003) 195 – 199.

[36] H. Halm, P. Metz-Stavenhagen, K. Zielke. Results of surgical correction of kyphotic deformities of the spine in ankylosing spondylitis on the basis of the modified arthritis impact measurement scales [J]. Spine (Phila Pa 1976) 20,1612 (Jul 15, 1995).

[37] Hanslik-S B. Rückfußarthrodesen bei rh. Fußdef [J]. Orthop. Praxis, 5(2005)242 – 244.

[38] Hartman Prakt. Rheumatologie [M]. Urban & Schwarzenberg, 1988.

[39] Hassenpflug J. Die Blauth-Knieendoprothese [M]. Verlag Hans, 1992.

[40] Huber W. et al. Verschiedene Kanülierten Schrauben zur Arthrodese des Rückfußes [J]. Orthop. Praxis, 5(2005)245 – 253.

[41] Hettenkofer H-J. Rheumatologie [M]. Georg Thime Verlag, 2003

[42] Irlenbusch, et al. Ergebnisse der inversen Schulter-endoprothese bei Rotatorendefekt Arthopathie [J]. Orthop. Praxis,3(2008)111 – 121.

[43] Jäger M, Wirth CJ. Praxis der Orthopaedie [M]. Thime, 1986.

[44] Jani L. Hemiarthroplastik Mac Intosh [J]. Orthopaede, 2(1973).117.

[45] Jilke, HG, Störig E. Orthop-tech. und Schuhtech. Versorgung des Rh [J]. Kranken Therapiewoche, 29(1979)8442.

[46] Jerosch J. Der Oberflächenersatz bei der deg [J]. Omarthrose, Orthp. Praxis, 12(2007) 635 – 641.

[47] Jerosch J, et al. Knieendoprothetik [M]. Springer Verlag, 1999.

[48] Jüsten HP, et al. Operative Therapie der rheum. Hand [J]. Orthp. Praxis,8(2000)457 – 464.

[49] Kahle W. Taschenatlas der Anatomie [M]. Thime Verlag, 1988.

[50] Kalden JR. Klinische Rheumatologie [M]. Springer Verlag, 1988.

[51] Keysser M, et al. Basistherapie der Rheumatoidarthritis [M]. Henning Berlin, 1995.

[52] König, G. Beitrag zum multiplen endoprothetischen Gelenkersatz an Hüft und Kniegelenken [J]. Z. Orthop, 119(1981) 65 – 71.

[53] König, G. Operative Strategien in Sonderfaellen mit der Knieendoprothese nach Blauth (1992) (Die

Blauth-Knie-endoprothese) [J]. Verlag Huber, s. 104 - 113, 1992.

[54] H. Kudo, K. Iwano, J. Nishino. Total elbow arthroplasty with use of a nonconstrained humeral component inserted without cement in patients who have rheumatoid arthritis [J]. J Bone Joint Surg Am 81,1268 (Sep, 1999).

[55] Larsen, Dale, Eck. Radiographic evalution of rheumatoid arthritis and related conditions by standard reference films [J]. Acta Radiol Diagn. 1977,18:481 - 491.

[56] Mai S, Mai B. Ein-bis zwei-Jahreserfahrungen mit einem neuen biogradierbaren Implantat für kleine Gelenke [J]. Orthop. Praxis, 4(2007)159 - 167.

[57] M. B. Marks, R. J. McKendry. Orthoses for rheumatoid feet: does it matter what's underfoot? [J]. Lancet, 347,1639 (Jun 15,1996).

[58] Mathies H, et al. Lexikon rheumatischer Erkrankungen [M]. EULAR Verlag, 1990.

[59] Mathies H. Medizin von heute [M]. Deutsche Ärzte-Verlag, 1987.

[60] Matzen KA, et al. Das Hüftgelenk des Erwachsenen [M]. Stork Druckerei GmbH, 1991.

[61] Miehle W. Medikamentöse Therapie rheumatischer Krankheiten [M]. Goerg Thieme Verlag, 1985.

[62] Miehle W. Gelenk u. WS-Rheuma [M]. EULAR Verlag, 1987.

[63] Miehle W, et al. Rheumatologie in Praxis u. Klinik, 2 [M]. Auflage Thieme, 2000.

[64] H. Milch. The resection-angulation operation for hip-joint disabilities [M]. J Bone Joint Surg Am 37 - A, 699 (Jul, 1955).

[65] Mittelbach H. R, et al. Die verletzte Hand [M]. Springer Verlag, 1979.

[66] Mödder G. Die Radiosynoviorthese in Rheumatologie und Orthopaedie [M]. Satz + Druck: Warlich Druck und Verlags. mbH, 1995.

[67] Müller W. Die Synoviorthese Folia rheum [M]. Geigy, 1979.

[68] Nigst H, et al. Handchirurgie Band I / II [M]. Georg Thieme Verlag, 1983.

[69] Nogler M. Minimalinvasive Hüftendoprothetik über den direkten anterioren Zugang [J]. Orthopaedie / Unfallchirurgie (Kompendium Thieme), 1(2009)22 - 23.

[70] Mohr W. Orthopädie [M]. 15(1986)291 - 344.

[71] Osteo Bridge Family. Merete Medical GmbH (BioBall Company) [M]. Berlin, 2002.

[72] D. P. Bullock, S. M. Sporer, T. G. Shirreffs, Jr. Comparison of simultaneous bilateral with unilateral total knee arthroplasty in terms of perioperative complications [J]. J Bone Joint Surg Am 85 - A, 1981 (Oct, 2003).

[73] Rote Liste. Rote Liste Service GmbH [M]. Berlin, 2011.

[74] Quoβ A. Die fiberoptische Intubation bei Pat. d. rheumt. Formenkreises [J]. Anästhesie Reanimat 18(1993)36 - 38.

[75] Samsoon GL. Difficult tracheal intubation [J]. anästhesia , 42(1987)487 - 493.

[76] Sattler H. Arthrosonograohie [M]. Intern Welt, 3(1988)70 - 80.

[77] G. A. Schellekens et al. The diagnostic properties of rheumatoid arthritis antibodies recognizing a cyclic citrullinated peptide [J]. Arthritis Rheum, 43,155(Jan, 2000).

[78] Schmidt K. L. Checkliste Rheumatoligie [M]. Georg Thieme Verlag, 1991.

[79] Schulze-Koops H, et al. Diag. Prgnost-Bedeutung von Anti-CCP-Antikoerper [J]. Deutsch Med. Wochenschr, 131(2006)269 - 271.

[80] Soudry M,et al. Successive bilateral total knee replacement [J]. J Bone Joint Surg Am, 2011;67: 573 - 576.

[81] O. Steinbrocker, C. H. Traeger, R. C. Batterman. Therapeutic criteria in rheumatoid arthritis [J]. J Am Med Assoc, 140,659 (Jun 25,1949).

[82] Steinhäuser J. Die Korrekturosteotomien u. Arthrodese am Chopart-Gelenk Orthop [J]. Praxis,9

(2001)599 – 602.

[83] Störig E. Rheuma-Orthopaedie [M]. permed-Fachbuch-Verlags-gesellschaft, 1982.

[84] N. Thiranont, P. Netrawichien. Transpedicular decancellation closed wedge vertebral osteotomy for treatment of fixed flexion deformity of spine in ankylosing spondylitis [J]. Spine (Phila Pa 1976), 18,2517 (Dec, 1993).

[85] Tillmann K. Die operative Rehabilitation der rheumatische Hand [J]. Orthop. Praxis, 10(1997) 637 – 639.

[86] Tillmann K. Die Synovek. für entz. -rheum. Krankheit [J]. Z. Orthop,129(1991)129 – 135.

[87] K. Tillmann. Recent advances in the surgical treatment of rheumatoid arthritis [J]. Clin Orthop Relat Res, 62 (Sep, 1990).

[88] Tillmann K, et al. Die offene dorsale Synovektomie des Kniegelenkes [J]. OP. orthp. Traumatol,8 (1996)271 – 278.

[89] Tillmann K. Dringliche Operation-Indikation in der Rheumaorthopädie [J]. Z. Rheumatol, 44(1985) 26 – 29.

[90] Tillmann K, et al. Orthopaedieschuhtechnische Versorgung rheumatischer Füβe [J]. Med. orth Tech, 109(1989) 142 – 146.

[91] Tillmann K. OSG-Endoprothetik [J]. Orthop. Praxis,4(2007)191 – 195.

[92] Tillmann K. Der rheumatische Fuβ und seine Behandlung [M]. Ferdinand Enke Verlag, 1977.

[93] Torklus von T, et al. Die obere Halswirbelsäule [M]. Georg Thieme Verlag, 1975.

[94] M. R. Urist. Osteotomy of the cervical spine; report of a case of ankylosing rheumatoid spondylitis [J]. J Bone Joint Surg Am,40 – A, 833 (Jul, 1958).

[95] V. Vahvanen, A. Eskola, J. Peltonen. Results of elbow synovectomy in rheumatoid arthritis [J]. Arch Orthop Trauma Surg, 110,151(1991).

[96] Viladot A. Metatarsalgie due to biomechanical alteration of the forefoot [J]. Orthop. Clinic N. America,4(1973) 165.

[97] 王慰年. 人工膝关节[M]. 上海:复旦大学出版社,2004.05.

[98] Wang, W. N. Clinical Observation on Blauth's total Endoprothese of the knee Joint [J]. Arch. Orthop. Traum. Surg, 103(1984) 263 – 268.

[99] Wang, W. N. ,König, G. Vorschlag zur technischen Erleichterung der Blauth-Knieendoprothese-Implantation [J]. Z. Orthop,122(1984)178 – 184.

[100] Wang, W. N. Die Scharnierkniegelenkendoprothese nach Blauth [M]. Druck: Benedict Press, 1983.

[101] Wehling, P. et al. Gentherapie against rheumat [J]. Arthritis. Orthop. Praxis, 45(2009)97.

[102] P. Wehling et al. Clinical responses to gene therapy in joints of two subjects with rheumatoid arthritis [J]. Hum Gene Ther, 20, 97 (Feb, 2009).

[103] 卫生部药典委员会. 药名词汇(An English-Chinese Dictionary of Drug Names)[M]. 北京:化学工业出版社,1991.09.

[104] Wessinghage, D. Taschenatlas der Rheumatologie [M]. Georg Thieme Verlag, 1984.

[105] Wessinghage, D. Rheumatologie-Endoprothetik (praktische Orthopädie) [M]. Georg Thieme Verlag, 1995.

[106] Wirth C. J. Rheuma-Orthopaedie [M]. Springer Verlag, 1996.

[107] Wohlrab D. et al. Ergebnisse einzeitiger VS zweizeitiger bilateraler Knie-TEP-Implantation [J]. Z. orthop. und Unfallchirurgie, 149(2011)178 – 183.

[108] Ziwjan JL. Die Behandlung der Flexionsdeformitäten der Wirbelsäule bei der Bechterewschen Erkrankung [J]. Orthp. Traumat, 29(1982)195.

详细目录索引

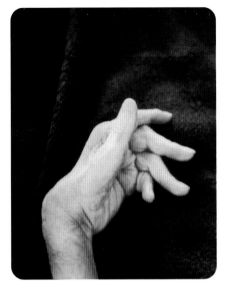

彩图 1 第一掌骨内收

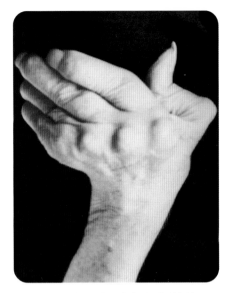

彩图 2 拇 90°/90°畸形、掌骨尺倾

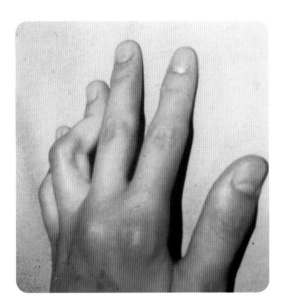

彩图 3 环指钮孔畸形

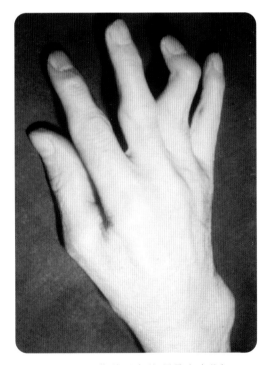

彩图 4 环指鹅颈畸形,尺骨小头凸起

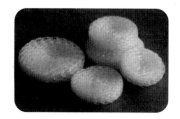

彩图 5 可吸收织物软垫（Scaffolds）

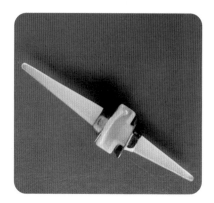

彩图 6 用于掌指关节的
斯旺森硅树脂持距体

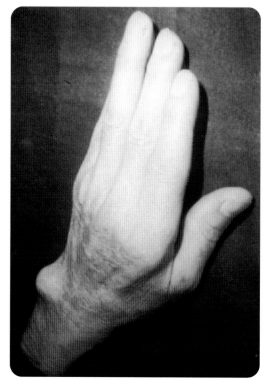

彩图 7 尺骨小头凸向背侧（尺骨小头综合征）

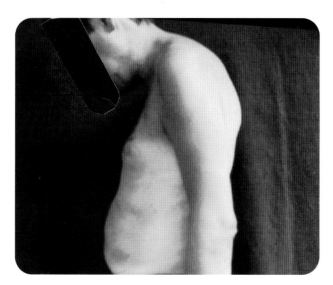

彩图 8 颈椎生理前凸消失,颈/胸椎上段后凸显著

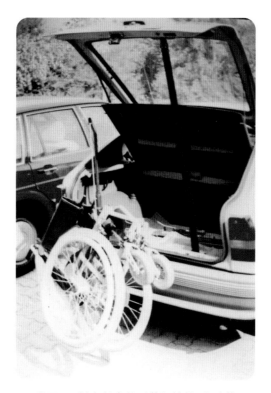

彩图 9 轿车行李箱可装卸轮椅(电动装
卸更加合理,利于患者恢复或参与职业生活)

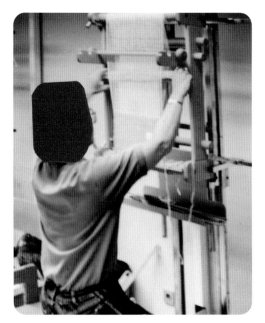

彩图 10 织物高框,尤其利于肩关节的锻炼

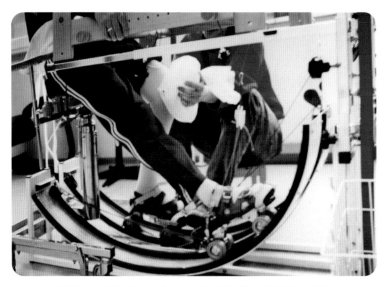

彩图 11 橇椅足蹬织机,主要做膝关节与下肢肌力锻炼